近代全国著名小儿推拿流派

李德修 三字经派

小儿推拿精解

李先晓 ◎ 著

青岛出版集团 — 青岛出版社

图书在版编目（CIP）数据

李德修三字经派小儿推拿精解 / 李先晓 著. — 青岛：
青岛出版社, 2014.4
ISBN 978-7-5552-0174-8

Ⅰ. ①李… Ⅱ. ①李… Ⅲ. ①小儿疾病 – 推拿 Ⅳ. ①R244.1

中国版本图书馆CIP数据核字（2014）第043729号

书　　名	**李德修三字经派小儿推拿精解**
作　　者	李先晓
出版发行	青岛出版社
社　　址	青岛市海尔路182号（266061）
本社网址	http://www.qdpub.com
邮购电话	0532-68068091
策划编辑	张化新
责任编辑	刘晓艳
特约编辑	王秀辉
封面设计	毕晓郁
内文插图	薛　冬
照　　排	青岛双星华信印刷有限公司
印　　刷	青岛乐喜力科技发展有限公司
出版日期	2014年4月第1版　2022年9月13次印刷
开　　本	16开（710mm × 1010mm）
印　　张	16.5
字　　数	150千
图　　数	200
书　　号	ISBN 978-7-5552-0174-8
定　　价	26.00元

编校印装质量、盗版监督服务电话　4006532017　0532-68068050

本书建议陈列类别：中医保健　推拿按摩

推拿疗法作为防病治病的一种方法，辉煌于唐宋，发展于明清，而到了近代，由于各种因素，推拿只能以分散的形式在民间存在和发展。这种发展形势，缺陷就是受一地之限，缺乏交流，但优势是容易按照地域流行病的特点和民间需求，发展为各自的推拿学术流派。三字经流派就是这样形成的，并逐渐成长为中医学界的一朵奇葩。

小儿推拿三字经流派创建于1877年，以徐谦光的代表作《推拿三字经》为标志。到了近代，山东省威海人李德修先生将其发扬光大。

李德修，又名慎之，山东威海市北竹岛村人。幼时家贫辍学，以在渔船上学徒打工为生，17岁染疾，导致耳聋，幸遇威海清泉学校校长戚经含。戚经含怜其疾苦，遂赠徐谦光所著的《推拿三字经》一书，并悉心教导，经8年学习，方独立应诊。1920年到青岛，在鸿祥钱庄设诊所，以推拿疗疾，颇有声望。1929年自设诊所，求治者盈门。1953年在观海路寓所应诊，此时已名扬齐鲁。

李老医德高尚，赢得了社会各界人士的广泛称赞。1931年12月，沈鸿烈时任青岛市市长，其子有病，请日本医生就诊未愈，后经李老两次推拿即愈。沈鸿烈送李老一幅匾，题曰"儿科博士"。中华人民共和国成立后，李德修于1955年青岛市中医医院建院初期，筹建了儿科，并担任了青岛市中医医院儿科负责人，专注于小儿推拿医疗。1956年，李德修被选为青岛市人大代表、青岛市政协委员。1958年，山东省卫生厅确定李德修为山东省中医学术继承抢救专家。同年9月，依据李老多年收藏的手抄本整理出版了《小儿推拿三字经》。1962年，李老先后收青岛市中医医院医生王德芝、王安岗、孙爱兰为徒。李氏小儿推拿学派逐渐形成，李德修也被誉为近代小儿推拿三字经学派的奠基者、李氏推拿学派的创始人、全国知名小儿推拿专家。

2010年，李德修家人为了更加原汁原味、更加真实可靠地传承李德修的博大医学思想，会同全国知名医学专家编写了《李德修小儿推拿秘笈》。"李氏小儿推拿秘笈"2014年被青岛市人民政府批准为市级非物质文化遗产，2016年3月被山东省人民政府批准为省级非物质文化遗产。

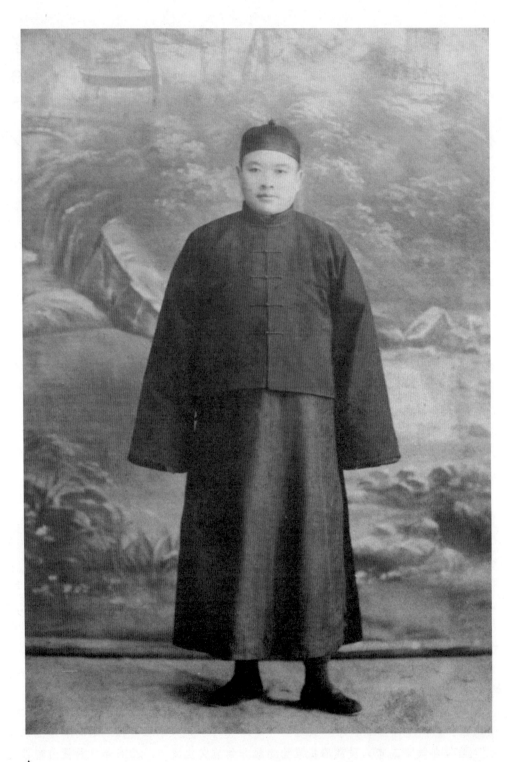

李德修

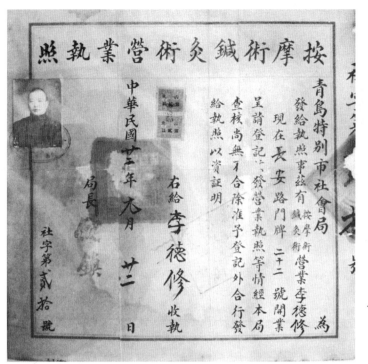

◄ 李德修 1933 年
按摩术针灸术营
业执照

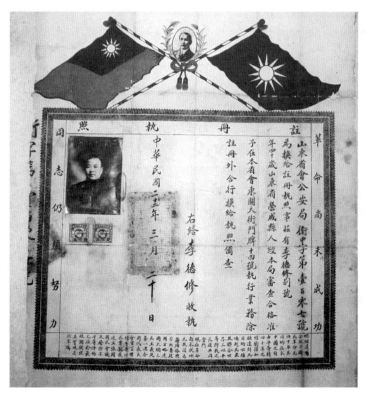

◄ 李德修 1933 年
注册执照

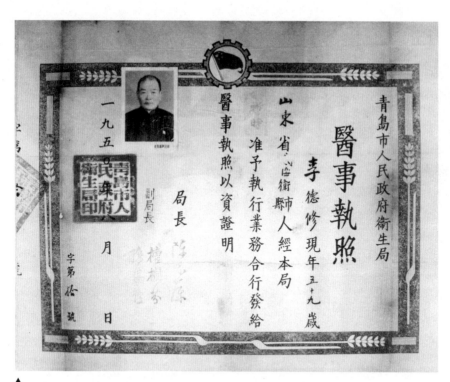

▲ 李德修 1950 年医事执照

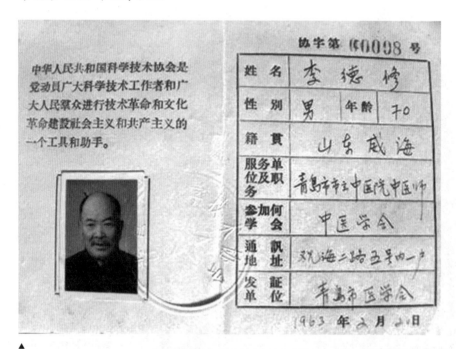

▲ 李德修 1963 年参加中医学会证件

目
CONTENTS
录

第一章　三字经派小儿推拿相关理论

第二章　三字经派小儿推拿的特点

第三章 李德修四诊特点

第四章 三字经派小儿推拿基本手法

第五章 三字经派穴位考订及操作手法

第六章 脏腑点穴法

第七章 小儿常见疾病的推拿治疗

第八章 小儿保健和居家调养

三字经派小儿推拿相关理论

　　小儿身体柔弱,阴阳之气均较幼稚不足,抵抗力较低,外因病较多。三字经派小儿推拿是以中医理论为指导,根据小儿的生理、病理特点,推拿按摩小儿身体特定穴位,以调和阴阳、调整脏腑气血功能,从而达到防治疾病的目的。

一、小儿的生理、病理特点

中医儿科学是研究小儿生长、发育、预防、保健和疾病治疗的一门学科，它是随着整个医学的发展而发展的。小儿的生理与病理，都与成人有所不同。其生理特点主要有两个方面：脏腑娇嫩，形气未充；生机旺盛，发育迅速。病理特点主要表现为"发病容易，传变迅速""脏腑清灵，易趋康复"。掌握这些特点，对小儿的健康发育和疾病的诊断、防治，都有极其重要的意义。

1. 生理特点

（1）脏腑娇嫩，形气未充

脏腑娇嫩，是指小儿机体各个系统和器官的发育不完全且脆弱。形气未充是指小儿形态和功能均未完善。吴鞠通在《温病条辨·解儿难》中提出："小儿稚阳未充，稚阴未长。"即说明了小儿的生理特点，后来医家简称为"稚阴稚阳"。

小儿肺常不足，生理功能活动未能健全，加之小儿寒温不能自知，家长护养常有失宜，故形成易患肺系疾病的内因、外因。肺为呼吸出入的通道，主一身之表，外邪犯人，不管从口鼻而入还是从皮毛进入，均先侵袭肺脏。所以，儿科感冒、咳嗽、肺炎喘嗽、哮喘等肺系疾病在儿科发病率较高。

脾为后天之本，气血生化之源。小儿脾常不足，乳食的受纳、腐熟、传导，以及水谷精微的吸收、转输功能均不成熟，加之小儿饮食不知自调，家长喂养常有不当，则更损害了脾胃功能而导致疾病发生。脾胃功能受阻，则易发生呕吐、泄泻、腹痛、厌食、食积、疳证等脾系疾病，这类病症目前占儿科发病率的第二位。

肾为先天之本，小儿生长发育，以及脑髓、骨骼、耳、齿、头发等的形态与功能均与肾有着密切的关系。小儿先天禀受之肾精，须赖后天脾胃生化之气血不断充养，才能逐步充盛；小儿未充之肾气又常与其迅速生长发育的需求显得不相

※**深度解析：**稚阴指的是精、血、津液，也包括脏腑、筋骨、脑髓、血脉、肌肤等有形之质，其皆未充实和完善；稚阳指的是各脏腑的功能活动，其均为幼稚不足和不稳定状态。肺为娇脏，易受外邪侵犯。

适应,因而称"肾常虚",肾虚则难以资助他脏,小儿生长发育将受到影响。儿科五迟、五软、解颅、遗尿、尿频、水肿等肾系疾病在临床上均属常见。

(2)生机旺盛,发育迅速

小儿为"纯阳"之体,主要指小儿生机旺盛、发育迅速的生理特点。生机旺盛和发育迅速是上述一个问题的两个方面。年龄越小,生长发育越快,在形态增长的同时,功能也不断趋于完善,二者是相互联系的。

我国历代儿科医家关于"稚阴稚阳"和"纯阳之体"的两个理论观点,正概括了小儿生理特点的两个方面,前者是指小儿机体柔弱,阴阳之气均较幼稚不足;后者则是指在生长、发育过程中,生机蓬勃,发育迅速,与成人迥然不同。

> ※**深度解析:**《颅囟经脉法》说:"凡孩子3岁以下,呼为纯阳,元气未散。"

2. 病理特点

小儿的病理特点也有两个方面。

(1)发病容易,传变迅速

小儿不仅易于发病,而发病后又易于传变,主要表现为寒热虚实的迅速转化,即易虚易实、易寒易热。《小儿药证直诀》中明确指出:"脏腑柔弱,易虚易实,易寒易热。"这是对小儿病理特点的高度概括。

由于小儿脏腑娇嫩,形气未充,体质和功能较弱,因此容易发病,而且传变迅速,年龄越小,显得越突出。小儿腠理不密,皮毛疏松,肺脏娇嫩,脾脏薄弱,肾气尚未充足,故易于感受各种时邪。邪从口鼻肌肤进入,肺卫受邪,易于发生流行性感冒、咳嗽、哮喘、麻疹、水痘等疾病;饮食不洁,邪从口入,脾胃受邪,易于发生泄泻、呕吐、痢疾、肝炎等脾胃病。而时行疾病一旦发生,又易于在儿童中互相传染,造成流行。

(2)脏腑清灵,易趋康复

小儿患病之后,易于传变,但由于小儿生机蓬勃,机体发育迅速,其生机旺盛,活力充沛,脏气清灵,修复再生能力强。此外,小儿疾病病因较为单纯,以外感六淫和内伤饮食居多,较少受七情的影响,痼疾顽症相对少于成人,对于治疗反应

> ※**深度解析:**认识小儿易虚易实、易寒易热的病理特点,以及小儿发病后证情易于转化和兼夹的特性,熟悉常见病症的病程以及转化规律,防微杜渐预防危重病症的出现,防变于未然,真正做到"治未病"。

敏捷,随拨随应。虽生病,但轻症容易治愈,重病只要经过及时恰当的治疗、护理,病情好转也比成人快,容易恢复健康。小儿具有生理上"脏气清灵"和治疗上"随拨随应"有利的一面。因此,小儿患病如能及时治疗,医之得法,其疗效往往较好。

※**深度解析:**《景岳全书·小儿则》说:"其脏气清灵,随拨随应,但能确得其本而摄取之,则一药可愈,非若男妇损伤,积痼痴顽者之比,余故谓其易也。"

二、小儿疾病病因特点

儿科疾病的发病原因与成人并不完全相同,这是由小儿生长发育的特点决定的。小儿疾病发病原因大致有四类:

1. 外感六淫邪气

小儿稚阴稚阳之体,脏腑娇嫩,容易受到外邪侵袭。外感病是儿科的常见病,可分风、寒、暑、湿、燥、火六淫。

(1)风邪:小儿腠理疏松,易受风邪侵袭,引发感冒、咳嗽、肺炎等肺系疾病。另外,风邪善行数变,病理改变迅速。外感风邪在初期属于表证,病位在卫分,如不能及时疏散风邪,则易于从外传内,化热化火。风邪与寒湿之邪夹杂可引起痹证;与食积夹杂可引起发热、恶风、鼻塞流涕等肺系病与腹胀、呕吐等脾胃病一同出现的情况。

(2)寒邪:小儿稚阴稚阳之体,外感阴寒之邪或饮食生冷易导致寒邪犯肺、痰饮内停引发恶寒发热、咳嗽、鼻塞、流清涕、喘咳等症;寒邪直中脾胃可导致脾阳受损,引发腹痛、泄泻、小便清长、大便稀薄、四肢凉等症。寒性凝滞,还可导致血流不畅,不能温煦皮肤,出现体温低、皮肤僵硬、发冷等表现。寒邪日久可引发肾阳虚衰,出现精神恍惚、面白无华、小便清长、肢冷等表象。

(3)暑邪:小儿形体娇嫩,暑邪可引发高热、神昏;热极生风可引动惊悸、抽搐等症。

(4)湿邪:暑多夹湿,小儿生理特性为脾常不足,湿邪易侵犯脾脏,导致脾阳不振,无以运化水湿,故暑季最易引起小儿腹泻。湿邪阻滞脾胃气机可导致食欲不振;湿热相合,流注经络,可引发痿证。

(5)燥邪:燥气应秋,与肺有关,肺为娇脏,易于受燥邪侵扰。燥邪多从口鼻侵入,容易损耗津液,使肺失润泽出现燥咳,临床上以干咳、口舌干燥、苔黄为表象。

(6)火邪:温热之邪可直接侵犯人体,而外感风、寒、暑、湿、燥邪日久也可化火。小儿感受火邪可生风动血,引发高热、神昏、抽搐、紫斑、出血等。

2. 先天禀赋不足

怀孕期妇女营养不良或妊娠期服用药物、接触放射线均可导致胎儿体重轻、抵抗力差,甚至出现畸形、残疾等。

胎儿分娩不当,也会导致特定的儿科疾病,如产钳等工具操作不当可导致头部血肿、新生儿斜颈;分娩时间过长可导致胎儿缺氧,出现惊厥、抽搐、夜啼等;胎儿早产可因禀赋不足导致发育过程中出现五迟、五软等表现;脐带结扎不当可引发脐风。另外,某些时行疾病(如水痘)和与遗传有关的疾病(如哮喘、癫痫等)可以直接遗传给胎儿。

> ※**深度解析**:《格致余论·慈幼论》说:"儿之在胎,与母同体,得热则俱热,得寒则俱寒,病则俱病,安则俱安。"

3. 后天喂养失宜

小儿不知饥饱、亦无法用语言表达感觉,喂养过程中不注意观察可能会导致过饥过饱,造成脾胃损伤。过度喂养可导致脾胃运化无力,产生腹胀、腹痛、食积、呕吐;婴儿过早断乳会导致营养不良,诱发疳证。

小儿挑食、偏食会导致食谱单一,营养不均衡,影响脾胃功能的正常运转,使气血化源不足,出现形体消瘦、面色无光等脾胃虚弱的表现。小儿营养不良可影响小儿发育。

4. 时毒疫疠

小儿抵抗力低,容易感染时行疾病,如麻疹、水痘、痄腮等,这些疾病都具有很强的传染性。

三、小儿推拿注意事项

1. 推拿时间

时间长短,次数多少,依年龄的大小与病情的需要而定。但是,按原书中的方法计算推拿的操作次数,稍一分神,常会发生误计。而以时间计算则简便多了。因徐氏所在年代的钟表是比较贵重的东西,不是人人都有的,不得已只好计数。正如古人计算脉搏用呼吸定息,按一息几次来计算,现在普遍都用一分钟多少次来计算了,既方便又准确。我们现用的方法是计算自己推的速度,看看每分钟推多少次,有个尺度,然后改用多少分钟来计算,比计数方便多了,其他手法也照此类推。因此,在后面的医案中,均标明每穴推拿多少分钟。李德修医师认为,推拿医师须体验自己推拿的速度,每分钟可推揉的次数,针对患者的体质强弱、年龄大小、敏感程度、病情缓急轻重,而灵活运用,并无硬性规定。因此,本书虽也提到时间,也是仅供参考,不能据为定则。

> ※**深度解析:**徐氏的原书是计算推的次数,如在《推拿三字经》中说:"独穴法,有良方,大三万,小三千,婴三百,加减良,分岁数,轻重当。"

2. 滑润剂

推拿时连续摩擦,因皮肤出汗,必然滞涩不流畅,既不便于推运,而且容易发炎,必须用润滑剂增加其滑利度。旧法用葱汁、姜汁、香油、冬青油等。推拿能够得效还是在于摩擦,上述物品的干爽度、滑利度都不大,李医师改用滑石粉,干爽滑利,久推无碍,比旧法便利许多,特别是采用"独穴"多推时,更为适用。

> ※**深度解析:**李德修医师推拿的特点是取穴少、时间长,一般情况每穴15分钟左右,个别病重的患者可推20~30分钟,如病危抢救,时间还要更长,甚至推到脱离危险为度,那就属于特殊情况了。

3. 其他

(1) 推拿时一定要认真、专心。推拿速度每分钟 150~200 次,一次治疗需要 30 分钟左右。一般每天一次,重症可一天两次。有些慢性病一般 10 天为一个疗程,休息几天再做下一个疗程。

(2) 推拿要适度,刺激量不宜过大,《推拿三字经》指出:

"大三万,小三千,婴三百,加减良。"说明应根据患儿的年龄、病情酌情加减,灵活运用。

(3) 推拿手法要稳,取穴要正确,用力要均匀,不可忽快忽慢,切不可用力过度,以免损伤婴儿皮肤。

(4) 医者应态度和蔼、细心,指甲要修短,双手不可过凉,不可大声训斥患儿,以免使患儿产生惊惧而不配合治疗。

(5) 室内应空气流通,温度适宜。推拿后要注意休息、避风,以免使病情加重或出现反复。

四、阴阳五行理论

1. 阴阳理论

祖国医学中讲的病理变化,常结合周围环境,不是孤立的,讲治疗也是讲整体,不是局部的。这说明了人在宇宙间是与天地息息相通的,天地四时起了变化,人体也会随之起变化。

"阴阳学说"就是运用阴阳的原理来解释人体的生理和病理现象,从而确定治疗的法则,所以《黄帝内经》上说:"阴阳者,天地之道也,万物之纲纪,变化之父母,生杀之本始,神明之府也,治病必求于本。"其意为: 阴阳不仅是天地之大道理,也是万物发展变化的必然规律,一切事物的变化和生灭都是以它为依据,所以治病也要本着它。

> ※**深度解析:**凡是一切活动的、在外的、向上的、发热的、雄性的都属于"阳"。凡是静止的、在内的、在下的、寒冷的、雌性的都属于"阴"。

阴阳是相对的两个方面,也是两个相反的属性,但是它不能单独存在,若是单独存在则"孤阳不生,独阴不长",宇宙的万物就不存在了。人体的阴阳也要互相协调、互相制约、互相作用,才能使身体健康,能适应外在环境的变化,对外因疾病才能有抵抗力。

阴阳是互相协调的,时刻不停地循着一定的规律化生万物、促进万物运动变化。若是天地阴阳不调而混乱了,则产生不正常的六淫之气 (风、寒、暑、湿、燥、火)，人们就会生病，这就是外因病。人体由于七情 (喜、怒、忧、思、悲、恐、惊) 引起阴阳不调，也会生病，这就是内因病。若阳胜则阴病，阴胜则阳病，阳胜则热，阴胜则寒。另外，寒极则可以出现热象，热极则可以出现寒象，所以有真寒假热和真热假寒之分。在小儿科因幼儿大脑发育尚未健全，内因疾病比较少；因身体柔弱，抵抗力较弱，外因病比较多。另外，热证比较多，寒证比较少。

2. 中医的五行理论

（1）五行：中医以五行"金、木、水、火、土"来归类五脏，并以五行的生克来说明五脏的相生和制约关系。相生 (顺行) 则五脏内部保持均衡，身体也能健康。相克 (逆行) 则他脏受克不能保持均衡而发生病症，如木旺则土被克，就可能出现消化不良和发热的症状，在治疗时就可以根据五脏的生克规律，而定出消补的方法。

（2）五色："五色"是因为内在的因素和外来的刺激，产生了不同的颜色显示在面部。如健康人在暴怒之时则面色青；大喜则面色红润；羞愧的时候则面红耳赤，并有热的感觉；惊恐之时，面色苍白。病人面部也因各脏病变而显出不同的颜色，医生可以观察病人面部不同的颜色来判断病出哪脏和是吉是凶。

（3）五味："五味"说明了什么味先入哪脏，如甘入土。同时，也说明了另一个问题，就是哪脏病了则不宜过多食什么味，如肝病不宜多食酸。

（4）四季：四季与五行配属，说明在什么季节里哪一脏稍旺 (如春季木旺)，同时也说明在哪一季节里要注意哪脏的偏胜，以及多发生什么病。中医将脾土与长夏相配属，因其四季中都很暖和、平静，所以四季里都可以发生有余和不足的病。

※**深度解析：**在治疗上脾一般不可以清，因脾属土，万物土中生，土不足则影响他脏。

五、五行生克原理

根据五行生克的原理,指出五脏的相互关系,来指导诊断与治疗。肾水生肝木,肝木生心火,心火生脾土,脾土生肺金,肺金又生肾水;反之,则水克火,火克金,金克木,木克土,土又克水。见图1、表1。

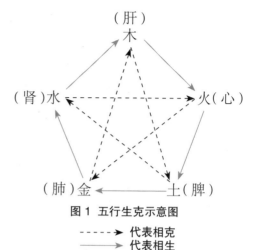

图 1 五行生克示意图

- - - - - → 代表相克
———————→ 代表相生

表 1 五行属性归类表

自然界							五行	人体					
五音	五味	五色	五化	五气	五方	五季		五脏	六腑	五官	形体	情志	五声	变动
角	酸	青	生	风	东	春	木	肝	胆	目	筋	怒	呼	握
徵	苦	赤	长	暑	南	夏	火	心	小肠	舌	脉	喜	笑	忧
宫	甘	黄	化	湿	中	长夏	土	脾	胃	口	肉	思	歌	哕
商	辛	白	收	燥	西	秋	金	肺	大肠	鼻	皮毛	悲	哭	咳
羽	咸	黑	藏	寒	北	冬	水	肾	膀胱	耳	骨	恐	呻	栗

1. 五行的正常调节机制

五行的生克制化规律是五行结构系统在正常情况下的自动调节机制。

(1)相生规律

相生即递相资生、助长、促进之意。五行之间互相滋生和促进的关系称为五行相生。

在相生关系中,任何一行都有"生我""我生"两方面的关系,《难经》把它比喻为"母"与"子"的关系。"生我"者为

> ※**深度解析**:五行相生的次序是:木生火,火生土,土生金,金生水,水生木。

"母","我生"者为"子"。所以五行相生关系又称"母子关系"。以火为例,生"我"者木,木能生火,则木为火之母;"我"生者土,火能生土,则土为火之子。余可类推。

(2)相克规律

相克即相互制约、克制、抑制之意。五行之间相互制约的关系称之为五行相克。这种克制关系也是往复无穷的。木得金敛,则木不过散;火得水伏,则火不过炎;土得木疏,则土不过壅;金得火温,则金不过收;水得土制,则水不过湿。皆气化自然之妙用。

在相克的关系中,任何一行都有"克我""我克"两方面的关系。《黄帝内经》称之为"所胜"与"所不胜"的关系。"克我"者为"所不胜","我克"者为"所胜"。所以,五行相克的关系,又叫"所胜"与"所不胜"的关系。以土为例,"克我"者木,则木为土之"所不胜";"我克"者水,则水为土之"所胜"。余可类推。

(3)制化规律

五行中的制化关系,是五行生克关系的结合。相生与相克是不可分割的两个方面。没有生,就没有事物的发生和成长;没有克,就不能维持正常协调关系下的变化与发展。因此,必须生中有克(化中有制)、克中有生(制中有化),相反相成,才能维持和促进事物相对的平衡协调和发展变化。五行之间这种生中有制、制中有生、相互生化、相互制约的生克关系,称之为制化。

以相生言之,一方面,木能生火是"母来顾子"之意,但是木之本身又受水之所生,这种"生我""我生"的关系是平衡的。如果只有"我生"而无"生我",那么对木来说,会形成太过,宛如收入与支出不平衡一样。另一方面,水与火之间又是相克的关系。所以,相生之中,又寓有相克的关系,而不是绝对的相生,这样就保证了生克之间的动态平衡。

以相克言之,木能克土,金又能克木(我克、克我),而土与金之间,又是相生的关系,所以就形成了木克土、土生金、金又克木(子复母仇)。这说明五行相克不是绝对的,相克之

※**深度解析**:五行相克的次序是:木克土,土克水,水克火,火克金,金克木。

※**深度解析**:制化规律是:木克土,土生金,金克木;火克金,金生水,水克火;土克水,水生木,木克土;金克木,木生火,火克金;水克火,火生土,土克水。

中,必须寓有相生,才能维持平衡。换句话说,被克者本身有反制作用,所以当发生相克太过而产生贼害的时候,才能够保持正常的平衡协调关系。

2. 五行的异常调节机制

五行结构系统在异常情况下的自动调节机制为子母相及和乘侮胜复。

(1)子母相及

及,影响所及之意。子母相及是指五行生克制化遭到破坏后所出现的不正常的相生现象。包括母及于子和子及于母两个方面。母及于子与相生次序一致,子及于母则与相生的次序相反。

> ※**深度解析**:木行,影响到火行,叫作母及于子;影响到水行,则叫作子及于母。

(2)相乘相侮

相乘相侮,实际上是反常情况下的相克现象。

相乘规律:乘,即乘虚侵袭之意。相乘即相克太过,超过正常制约的程度,使事物之间失去了正常的协调关系。五行之间相乘的次序与相克同,但被克者更加虚弱。

相乘现象可分为两个方面:其一,五行中任何一行本身不足(衰弱),使原来克它的一行乘虚侵袭(乘),而使它更加不足,即乘其虚而袭之。如以木克土为例:正常情况下,木克土,木为克者,土为被克者,由于它们之间相互制约而维持着相对平衡状态。异常情况下,木仍然处于正常水平,但土本身不足(衰弱),因此,二者之间失去了原来的平衡状态,则木乘土之虚而克它。这样的相克,超过了正常的制约关系,使土更虚,治疗应以补土为主。其二,五行中任何一行本身过度亢盛,而原来受它克制的那一行仍处于正常水平,在这种情况下,虽然"被克"一方正常,但由于"克"的一方超过了正常水平,所以也同样会打破二者之间的正常制约关系,出现过度相克的现象。如仍以木克土为例:正常情况下,木能制约土,维持正常的相对平衡,若土本身仍然处于正常水平,但由于木过度亢进,从而使二者之间失去了原来的平衡状态,出现了木亢乘土的现象,治疗应以抑木为主。

> ※**深度解析**:"相克"和"相乘"是有区别的,前者是正常情况下的制约关系,后者是正常制约关系遭到破坏的异常相克现象。在人体,前者为生理现象,而后者为病理表现。但是近人习惯将相克与反常的相乘混同,病理的木乘土,也称木克土。

相侮规律：侮，即欺侮，有恃强凌弱之意。相侮是指五行中的任何一行本身太过，使原来克它的一行，不仅不能去制约它，反而被它所克制，即反克，又称反侮。

相侮现象也表现为两个方面，如以木为例：其一，当木过度亢盛时，金原是克木的，但由于木过度亢盛，则金不仅不能去克木，反而被木所克制，使金受损，这叫木反侮金，治疗以泻肝为主。其二，当木过度衰弱时，木原克土，但由于木过度衰弱，则土乘木之衰而反侮之。习惯上把土反侮木称之为"土壅木郁"，治疗以养肝体、疏肝用为主。

相乘相侮均为破坏相对协调统一的异常表现。为了便于理解，我们将乘侮分别加以分析：实际上，相乘和相侮是休戚相关的，是一个问题的两个方面，如木有余而金不能对木加以克制，木便过度克制其所胜之土，这叫作"乘"，同时，木还恃己之强反去克制其"所不胜"的金，这叫作"侮"。反之，木不足，则不仅金来乘木，而且其所胜之土又乘其虚而侮之。所以说："气有余，则制己所胜而侮所不胜，其不及，则己所不胜侮而乘之，己所胜轻而侮之。"（《素问·五运行大论》）

（3）胜复规律

胜复指胜气和复气的关系。五行学说把由于太过或不及引起的对"己所胜"的过度克制称之为"胜气"，而这种胜气在五行系统内必然招致一种相反的力量（报复之气），将其压抑下去，这种能报复"胜气"之气，称为"复气"，总称"胜复之气"。"有胜之气，其必来复也。"（《素问·至真要大论》）如木气太过，作为胜气则过度克土，而使土气偏衰，土衰不能制水，则水气偏胜而加剧克火，火气受制而减弱克金之力，于是金气旺盛起来，把太过的木气克伐下去，使其恢复正常。反之，若木气不足，则将受到金的过度克制，同时又因木衰不能制土而引起土气偏亢，土气偏亢则加强抑水而水气偏衰，水衰无以制火而火偏亢，火偏亢则导致金偏衰而不能制木，从而使不及的木气复归于平，以维持其正常的调节状态。故曰："形有盛衰，谓五行之治，各有太过不及也。故其始也，有余而往，不足随之，不足而往，有余从之……"（《素问·天元纪

※**深度解析**：乘侮，都凭其太过而乘袭或欺侮。"乘"为相克之有余，而危害于被克者，也就是某一行对其"所胜"过度克制。"侮"为被克者有余，而反侮其克者，也就是某一行对其"所不胜"的反克。

大论》)

由于五行为单数,所以对于任何一行,有"胜气"必有"复气",而且数量上相等。故曰:"有胜则复,无胜则否。"(《素问·至真要大论》)"微者复微,甚则复甚……"(《素问·五常政大论》)这是五行运动的法则。通过胜复调节机制,使五行结构系统在局部出现较大不平衡的情况,进行自身调节,继续维持其整体的相对平衡。

总之,五行结构系统具有两种调节机制,一为正常情况下的生克制化调节机制,一为异常情况下的胜复调节机制。通过这两种调节机制,形成并保障了五行结构系统的动态平衡和循环运动。

※**深度解析:**胜复的调节规律是:先有胜,后必有复,以报其胜。"胜气"重,"复气"也重;"胜气"轻,"复气"也轻。

例如肝木能生心火,肝为母而心为子,肝主藏血,心又为主血的脏器,肝的功能良好,因其充筋的力量而血行通畅,则心君安奉,就起了木能生火的作用;又如心血不足,肝亦不得其养而燥,又是子病影响及母了。心血充足,得以荣脾,则脾运健旺,这就是火能生土的作用。君火下照,日丽中天,力能生土,命门相火安其位而水不上泛,也有益于脾土。反之,脾虚胃弱,纳减食少,不能生血,心脏也必然受到影响,这又是子病影响到母了。脾土为中宫,肺主清肃,位居中宫之上,畏热畏寒,赖中央中和之气以为养。肺又为贮痰之器,中宫健运水湿,则痰不生而肺得宁静,这些都是土生金的作用;反之,肺为华盖,复于中宫之上,肺有病也必然影响其母。肾为水之脏,肺为水之源,肺的功能良好,肾亦得其益,这就是金生水的作用。肾阴不足,也能影响到肺,命门火衰则水泛为痰,肾不纳气则吸不归根,肺就要受其害,这就是肺肾的母子关系。肾水能涵养肝木,使肝脏柔而不燥,功能正常,这就是水生木,如肾阴不足,水不涵木,化火生风,这是相生作用和母子关系的简要说明。

五脏乘侮也是如此。心气不足,心中惕惕,无端惊恐,精神失常,意志不定,或为怔忡健忘等神经衰弱的症状,水气上逆,火畏水刑而惊悸,这就是水克火的情况;心火太盛,则肺被熏灼,是为火克金;肺金肃降太过,而肝阳被郁,这就是金克木;肝太旺必然上逆而使胃气不降,消化不良,这就是木克土;土盛壅塞,制水太过,肾受其害,这就是土克水。但如被克的一脏过盛,也会反过来侮犯克他的一脏。

治疗方面,如脏不宜补时,虚则补其母,如肝虚可以补肾;实则泄其子,如肝火太盛,除清肝外,也可以用清心的穴兼清心火;又如知木能克土,肝病可以先实脾,防病传脾。这些道理,在推拿的诊治方面则更为有用。总之,人体各脏腑是互相关联而不是孤立的,治疗时不要专顾治其本脏,还要顾到它所影响和影响它的其他各脏,利用其相互关系灵活运用,而得到良好的效果。方剂是如此,推拿的取穴更是如此。掌握了这个原则,在选穴治疗时就可左右逢源,绝不是头痛医头、脚痛医脚了。三字经学派采用的穴位不甚多,而注重在生克作用上充分运用,少而精,以简驭繁,取得了良好的疗效。

※深度解析:《金匮要略·脏腑经络先后病脉证第一》中说:"夫治未病者,见肝之病,知肝传脾,当先实脾;四季脾旺不受邪,即勿补之。中工不晓相传,见肝之病,不解实脾,惟治肝也。"

六、辨证治疗清补法的运用

穴位所属各归于五脏,因此三字经学派推拿,主要以脏腑辨证法为主,以简驭繁,气血津液,自然寓乎其中。脏腑辨证,是根据脏腑的生理功能、病理表现,对疾病证候进行归纳,借以推究病机,判断病变的部位、性质、正邪盛衰情况的一种辨证方法,是临床各科的诊断基础,是辨证体系中的重要组成部分。辨证治则,总不离阴阳五行与八纲的道理,本着这些理论原则,指导辨证选穴治疗。

主要治则,可用补法与清法概之。补法与清法须掌握正确。大抵补则气升,清则气降,清补则通和气血,起调整作用。实则用清,虚则用补。实中有虚,则用清补,或针对各脏病情而分别用清法、补法与清补法。更有不宜补的穴位,如肝为将军之官,其性刚果而主升,补则助其上升之势,而侮克他脏。肝属木,肾属水,水能生木,如见肝虚,则用补肾法,滋肾水以生肝木,也就等于补肝。

※深度解析:用清法太多,须防正气受伤,也须酌用补法,以善其后。例如治大便燥结,用清脾及清大肠法,因两穴皆为清,最后要用补肾法,固先天元气,以防清泄太过。

肺吸之则满,升之则气上,所以也不宜用补。肺属金而脾属土,土能生金,如欲补肺,可用补脾法以培土生金。但遇肺虚极的特殊情况,也可以酌用补法。心为神明之所出,不宜无故扰动,因而也不宜妄补。如欲补心,须用清补法。此外,大肠不可多补,如欲加强其功能,可用清补法。小肠、膀胱穴也不用补。

又有不宜清的脏腑,清则为泄,不应泄的脏就不能用泄法。如心火盛,不能直接清心穴,有一个穴位叫天河水,善能散热,清心用推天河水代替,能散热,能清心火。肾涵先天真水,也不宜清泄,如欲清肾火,则用清小肠、膀胱法以利小便,则肾火即随之而去。

退热一般用清法,但热有虚实,也有虚热与实热纠结的情况,必须辨明,因此退热也不是专用清法。纯粹实热,其热太盛,有一个退大热的穴位叫六腑,可以采用。如大热持续不退,必然元气虚衰,须兼用补元气的穴位二人上马,再加上清补脾,甚至用暖穴外劳宫以补元气、强体力,再加以六腑等清热之穴,其热方退。以上是清法、补法的运用原则,仍是根据八纲中的"虚实"两条大纲而来的。

> ※**深度解析**:先天不足的小儿,虽有实热,但清后须用补,以固其根本。

清法与补法的运用,在辨虚实的同时,也要辨别阴阳。阴阳和虚实原本也是分不开的。阳盛则热,阴虚亦热,阳虚则寒,阴盛亦寒。阳盛的热多为实热,阴盛的寒虚实兼有。阳虚的寒多为虚寒,阴虚的热多为虚热。这中间就产生了错综交互的情况,在治疗中取穴也比较复杂。阴盛则寒,一方面用暖穴助热,应属补法,一方面又要用清泄法去其寒积,属于清法。例如其人阴盛,又食冷物而腹痛,先用热穴外劳宫温其寒,还要用清脾胃或清大肠法去其有形的寒积。至于阳虚之寒或无形之寒,那就只用暖穴补之就够了。阴虚的热要用补元气的方法以治其本,还要用散热的穴如天河水以治其标,如兼有外感实热,则偏重清法。另外,新病多实、久病多虚,也须细心诊察辨别清楚,而采用适当的治法。

> ※**深度解析**:瘟疫如此,其他病种亦同。如疹主气分,其病属阳;痘主血分,其病属阴,就其病之所属,再观察其病之变化,阴阳错综的现象也显示其虚实。

辨别瘟疫热证的气血虚实,还要注意时间的阴阳消长。平旦至日中(早六时到十二时)为阳中之阳。如在此时发热,则为实热,邪在气分,当清之;日中至黄昏(午十二时到晚六时),为阳中之阴,如在此时发热重,为兼有虚热,须先补后清,因热已入阴,为抗力不足之故,故须补而兼清。又发热前半夜轻,后半夜重为阴中之阴;同样,前半夜重后半夜轻,为阴中之阳,前者较重,后者较轻,皆为邪在阴分之征。总之,要注意时间之昼夜与上下午、上下半夜,观察病情的轻重变化,以辨其阴阳虚实,酌定清法、补法的运用。

疮疡要看症状,也要从昼夜轻重观察。夜间痛甚的,色白平塌或紫陷的为阴;日间痛甚,红肿高大焮痛的为阳。也有两种情况兼见而属半阴半阳的。阴者当补,阳者当清,半阴半阳,补而兼清,看阴阳的比例以定其清补的分量,与虚实寒热仍是相互关联的。

第二章

三字经派小儿推拿的特点

三字经派推拿法的特点：取穴少，常用独穴，主要推左上肢肘以下穴位，推拿时间长，手法简练，操作方便，疗效好，患儿易于接受。

一、取用穴位少

其他学派推拿疗法大多为全身取穴,穴位近百个,治疗一病,常用 10 多个穴位。三字经派推拿法多用上肢穴位,举出的穴位有百会、囟门、中庭、天庭、天心、印堂、黄蜂入洞、洗皂、心穴、肝穴、脾穴、肺穴、肾穴、膻中穴、小肠穴、膀胱穴、三焦穴、胃穴、板门穴、大肠穴、胆穴、五经穴、大四横纹、小天心、天门入虎口、虎口入天门、小横纹、后溪穴、八卦、内劳宫、分阴阳、合阴阳、运水入土、运土入水、天河水、三关、六腑、外劳宫、一窝风、二人上马、阳池、列缺、五指节 40 多个穴位。而其中常用的只有 34 个穴位,临证取穴一般为 3~5 个。

> ※**深度解析:**李德修说:"取穴不宜多,多则杂而不专。"

李老认为:穴位是脏腑气血的凝聚点,通过推拿的刺激,产生通经络、活气血、消瘀滞、扶正气、驱病邪的治疗作用。暖穴能催动人体生热的功能;凉穴能催动人体散热的功能;补穴能加强脏腑功能,扶助正气;泻穴能加强人体的排泄功能。因此,取穴必须少而精,若通身杂推则气血乱动,只能造成混乱。根据少而精的取穴原则,李德修拟定了治疗部分小儿常见病的推拿基础方。例如,治疗外感病、肺系疾病基础方:平肝清肺、推天河水。治疗脾胃病基础方:运八卦、清胃、推天河水。治疗脑病、惊风基础方:揉阳池、揉二人上马(简称二马)、捣小天心等。

同时,李老在徐氏五脏辨证的基础上,发展了穴位运用。例如,小儿瘫痪无热而下肢发凉,李老除推三关助其回阳生热外,因肾主骨,就用二人上马补其肾;肝主筋,用平肝以助其筋;脾主四肢肌肉,用补脾以加强四肢的运动功能。这几个穴位相互配合取得了明显的疗效。利用五脏功能与生克关系,灵活运用诸穴,扩大了治疗范围,提高了临床疗效。

二、强调用"独穴"

所谓独穴,就是在一定情况下,只用一个穴位多推久推,坚持下去,以得效为度。特别是对急性病更主张用独穴。事实证明这一疗法有效,为其他推拿学派所无。

徐谦光所用独穴 26 个,《推拿三字经》记载,今定独穴,以抵药房。分阴阳为水火两治汤;推三关为参附汤;退六腑为清凉散;推天河水为安心丹;运八卦为调中益气汤;揉内劳宫为清心丸;补脾土为六君子汤;揉板门为阴阳霍乱汤;清胃穴为定胃汤;平肝穴为逍遥散;泻大肠为承气汤;清补大肠为五苓散;清补心为天王补心丹;清肺金为清燥救肺汤;补肾水为六味地黄丸;清小肠为导赤散;揉二马为八味地黄丸;揉外劳宫为逐寒返魂汤;拿列缺为回生散;天门入虎口为顺气丸;揉阳池穴为四神丸;揉五经穴为大圣散;推大横纹为顺气和中汤;推后溪穴为人参利肠丸;男左六腑为八味顺气散;女右三关为苏合香丸。

※**深度解析:**《推拿三字经》指出:"治疾病,一穴良,大数万,立愈恙,幼婴者,加减量。"

李德修常用的独穴有:外劳宫、二人上马、清补大肠、板门、补脾、清肺、平肝、阳池、一窝风、运八卦、推三关、六腑、清胃、四横纹、清补脾、清大肠、小天心、天河水、列缺、清脾等。例如取外劳宫一穴,多推久推治疗蛔虫性肠梗阻;清补大肠治疗久痢;一窝风治疗风寒腹痛;补脾治慢性咳嗽;清补脾治脾虚胃弱的纳呆;揉二人上马退虚热;推六腑治高热;先天不足揉二人上马;心火上炎清天河水;平肝治慢惊;揉板门治上吐下泻;清胃治呕吐;揉阳池治头痛。凡是久推无害、疗效明显的穴位,都可用作独穴。

李德修说:"取穴少,推拿时间长,是我们这一派推拿法的特点,这一特点在临床上取得了较好的效果。"

三、推拿时间充足

在施治时,每穴操作的时间长,主张久推取效。李老继承了徐氏书中的因年龄不同而手法轻重与操作时间有别的做法,又增加了依据地域不同、气候寒暖、身体强弱而有推拿时间长短区别的用法。寒冷地区用时一般为温暖地区的10倍左右,才能取效,又需兼顾节令和室温变化。针对患儿体质强弱及是否敏感,推拿时间与轻重也有区别。李老特别强调推时用力均匀,始终保持沉着稳定、轻重一致。此外,采用滑石粉代替葱、姜汁等作为润滑剂,洁净又便利。

> ※**深度解析:**《推拿三字经》载:"大三万,小三千,婴三百,加减良。"

四、推拿手法简单

三字经学派有推、拿、揉、捣、掐、分、合、运八个常用手法,还有个别小穴独用的特殊手法。学习容易,运用方便。

1. 推法是在穴位上用拇指外侧面,或食指、中指和无名指的掌面,着力于穴位的皮肤,以固定的频率向前、向后或来回往复地推移,也就是有规律地、轻重均匀地连续直线推动。

2. 揉法是以手指螺纹面或掌心按在穴位上,不离其穴旋转揉动,一般用拇指或中指、食指的螺纹面,左右等数旋转揉之。

3. 拿法是以拇指、食指,或并用中指,夹住穴位同时用力卡拿。

4. 捣法是弯曲中指或食指,以手背一面近掌之第一指间关节处,在穴位处均匀地捣打。

5. 分法是用两手拇指螺纹面自穴中向穴之两旁做"←·→"方向推动,合法与分法动作相反。

6. 运法是以拇指侧面,或食指、中指、无名指指端掌面,单用或两指并用循穴位周围向一定方向环转摩动或做半圆形推动。

7. 掐法是用拇指指端爪甲部掐某一个穴位。

第三章

李德修四诊特点

　　小儿推拿属中医范畴，同样也采用中医的诊断方法，即四诊。四诊即望诊、闻诊、问诊、切诊。望诊，即医生运用视觉，对患儿全身或局部的形态进行观察，获得与诊断疾病有关的资料；闻诊，是医生运用听觉、嗅觉诊察病情的方法，包括听声音和闻气味；问诊通常以询问患儿亲属或保育者为主，年龄较大的患儿也可以作为问诊的对象；切诊是医生用手指切按患者体表以诊察疾病的方法。切诊包括按诊和脉诊两部分。

一、望诊

1. 望神

神是脏腑气血精津是否充足、和调的外在表现。望神主要辨得神与失神。若精神振作，动作灵活，表情活泼，反应灵敏，两目有神，明润灵动，是为得神，表现正气尚充，气血调和，即便有病也较轻。若精神萎靡不振，反应迟钝，动作迟缓或不由自主，表情淡漠，目睛呆滞不活，是为失神，是疾病甚至病重的表现。

对于婴幼儿来说，只要精神尚可，即使暂时病重，一般也愈后较好。反之如精神不振，倦怠少动，没有生气，即使症状不重，也要多加注意，留心观察。

> ※**深度解析**：《黄帝内经》上说"得神者昌，失神者亡"，所以有神无神对于病人来说至关重要。

2. 望色

望色，主要望面部气色。中国人的常色为色微黄，透红润，显光泽。常用五色主病的望诊方法。

(1) 面色青，多见于寒证、惊风、痛证、血瘀证。惊风常见眉间、鼻梁淡青，唇周、爪甲青紫。色青常伴啼哭不宁，为腹中寒凝的痛证。血瘀证色青见口唇青紫、呼吸急促，乃心阳不振，血脉瘀阻，常提示心肺系统疾病。

(2) 面色赤，多为热证，又有表热、里热和虚热、实热之分。外感热证，表热常见面红目赤，恶寒发热；并伴有咽痛、脉浮等表现。里热常见面赤，呼吸气粗有力，高热烦渴；虚热常见潮热，午后颧红，虚烦不得眠。伤风、积热、伤寒、胸部胀痛等多现赤色。

> ※**深度解析**：病重者见面红如妆或两颧艳红，而肢体厥冷，冷汗淋漓，多为虚阳上越的戴阳证，是阳气欲绝的危重症候。新生儿应面色白里透红。

(3) 面色黄多为虚证、湿证，可见于疳积、黄疸、虫证等。面色萎黄，是脾气虚弱，伴形体消瘦者，常见于疳证。面黄浮肿，是脾虚湿滞；面黄无华，常有腹痛，或睡时咬牙者见于虫积；有因过食胡萝卜、南瓜、西红柿等食物或阿的平等药物而面黄者，当另作判断。黄疸属湿证，黄而鲜明如橘色是湿热，黄而晦暗如烟熏是寒湿。

(4) 面色白, 是气血不荣, 不能上呈于面, 络脉空虚所致, 多为虚证、寒证、吐泻。阵阵面白, 啼哭不宁, 常为中寒腹痛; 突然苍白, 四肢发凉, 出冷汗, 多是阳气暴脱; 面白无华, 唇色淡白, 爪甲苍白, 多为营血亏虚, 常见于小儿贫血; 面色白且浮肿, 或伴四肢水肿, 多属阳虚水泛。面色㿠白者, 常见于泄泻、呕吐重症。

(5) 面色黑, 主寒证、水饮证、血瘀证。小儿面色青黑, 四肢手足厥冷, 是阴寒内盛; 面色灰黑暗滞, 常伴有形体瘦弱, 发育不良, 多是肾气虚衰; 面唇黧黑, 多是心阳久衰; 阳气不能推动血液所致瘀血内停, 血脉瘀滞, 常伴唇指紫黑。面黑浅淡虚浮, 常是肾阳亏虚, 水饮内停。

3. 望形态

望形态, 指望形体和望姿态。人体内的五脏分属五行, 外部形骸配合五脏 (肺合皮毛、脾合肉、心合脉、肝合筋、肾合骨)。内外是相联系的, 即所谓"有诸内, 必形诸外"。望形体动态就是了解疾病的现象与本质的关系。通过观察患儿的形体和姿态变化, 可以初步推断病症的性质。

从小儿形体的壮弱, 可以测知五脏气血的盛衰, 分析疾病的发生、发展及预后。凡小儿身高正常, 胖瘦适中, 皮肤柔润, 肌肉壮实, 筋骨强健, 身材匀称, 毛发发黑有光泽, 是先天禀赋充足、发育良好、健康的外形表现。若形体瘦小, 肌肉瘠薄, 筋骨不坚, 毛发稀疏、色黄, 是生长发育过程中营养不良的表现, 常因先天不足或后天养护失宜所致。例如, 四肢枯细, 肚腹膨大, 形体羸瘦, 额头青筋显现, 多为疳证、脾虚夹积。指甲变脆, 色苍白, 为营血亏虚等。

姿态指动静姿态。动静姿态反映人体脏腑阴阳总体的平衡协调状态。多动少静为阳盛阴虚, 多静少动为阴盛阳虚。而异常的动作姿态或被动体位, 常能反应内脏疾病。例如, 嗜卧少坐, 懒动无力, 是阳气虚弱, 或阴寒内积; 咳嗽喘促气短, 动则喘甚, 是肺脾气虚或肾不纳气; 小儿喜伏卧, 睡卧不安, 常为乳食内积而致腹痛。

> ※**深度解析:** 病人形体强壮, 肌肉坚实, 则少患疾病, 即使患病也比较轻浅、易愈; 反之形体衰弱、肌肉瘦削、皮肤枯槁之人, 得病的概率要大得多, 且恢复较慢, 病情较重。

4. 望鼻

鼻为肺窍，古称明堂，在望诊中相当重要。观察鼻的颜色，鼻头色青主腹中痛；色黄是内有湿热；色白多为虚寒；色赤是脾肺二经有热；色微黑多为水饮证；鼻孔干燥色黑多为阳热毒盛等。观察鼻的分泌物，鼻塞流清涕，为外感风寒之邪，脉应浮；鼻流黄涕，为风热外感；长期鼻流浊涕，气味腥臭，为肺经郁热；鼻翼扇动，气急喘促，为肺气闭郁，气道不通。

5. 望目

目是五脏精华集萃之处，若见病儿目睛(眼球)黑白分明，目珠运动灵活，并且很精神，是为肝肾精气充沛，精血可以上呈于目的表现，虽病易治。若目睛浑浊不清，暗淡无光，不愿睁眼，昏迷，视物模糊，提示元气虚惫，病情严重；若目睛赤红色，多为热证；目睛眼眶现青色，多为肝脏实热和惊风；目现微黄多是脾胃衰弱，常伴消化不良，目睛深黄多见于黄疸；若二目下陷，睡时不能闭合，并有白睛外露，则是身体衰弱已极(如急性腹泻、呕吐、慢惊、发高热等)；目直视而睛不转，多为脑炎。

6. 望囟门

在婴儿囟门未合时，囟门处和颅骨相平，检查时应注意囟门大小，是否凹陷以及隆起。若有风热惊风则囟门高起；气血亏损、腹泻严重时则囟门下陷；健康的婴儿在一周岁至一周岁半囟门就能闭合，小儿囟门逾期不闭，是肾气不充；若是先天不足或生后营养不良，有两三周岁以上囟门还不闭合的(都市内不大见阳光的婴儿较多见)，这种婴儿一般发育得很慢，甚至不长寿，或者形成佝偻病。

※**深度解析:** 看指纹时,要将小儿抱于自然光线充足处,术者用左手食指、拇指握住小儿食指末端,用右手拇指在小儿食指桡侧从命关向风关轻轻按推几次,使指纹显露。

7. 望指纹

指纹是虎口至食指桡侧的浅表静脉。婴幼儿皮肤薄嫩，络脉易于显露，3 岁以下小儿常以看指纹作为望诊内容之一。它与面部五色主病相同，但不如面部明显。幼儿咳嗽、肺炎、腹泻、呕吐、失水、失血等则指纹下沉不明显；唯有热证惊风等，指纹才能明显出现。指纹分三关，自虎口向指端，第一节为风关，第二节为气关，第三节为命关。

正常小儿的指纹为淡紫隐隐而不显于风关之上。小儿指纹望诊纲要，可以归纳为"浮沉分表里，红紫辨寒热，淡滞定虚实，三关测轻重"。浮指指纹浮现，显露于外，主病邪在表；沉指指纹深而不易显露，主病邪在里。需特别注意的是，纹色鲜红，多为外感风寒，而不是热证；色淡红不露，多为内有虚寒；纹色紫红，多为邪热郁滞；纹色青紫，多为瘀热内结；纹色深紫，或紫黑，提示热邪深重，多为瘀滞络闭，病情深重。指纹色淡，推之流畅，而不壅滞，主气血亏虚；指纹色紫，推之滞涩不畅，主实邪内滞，如食积、痰湿、邪热郁结等。

8. 察二便

新生儿生后 3~4 天内，大便呈黏稠糊状，墨绿色，无臭气，日行 2~3 次，称为胎粪，是为正常的生理现象。正常小儿的大便应色黄，偶带绿色，干湿适中，而稍有酸臭气。

大便变稀，每日排便次数及数量增加，是为泄泻。大便稀薄如水，色黄夹黏液，气味臭秽异常，为大肠湿热下迫；大便质稀色清，夹泡沫，臭气轻，腹痛重，为风寒泄泻；大便稀薄色淡，夹白色凝块或不消化食物，气味酸腐臭秽，为内伤乳食、不消化导致的泄泻；大便质稀溏，夹未消化物，色淡不臭，食后易泻，且患儿舌胖嫩边、有齿痕，为脾虚食滞不化。

小便白清澈量多为寒；小便色黄量少为热，但夏季小儿饮水过少也会导致小便色黄量少。尿色红或呈褐色多为尿血，可由多种病症引起；鲜红者多为血热妄行，淡红者多为气虚不能摄血。

9. 察舌

正常小儿的舌象表现为舌体灵活，伸缩活动自如，舌质淡红而润，舌苔薄白。

(1) 舌体：小儿舌常伸出口外，久不回缩，或缓缓收回，称

※**深度解析：**三关是指纹长短而言，纹在风关，示病邪初入，病情轻浅；纹达气关，示病邪进一步入里加重，邪气甚；纹进命关，甚至达指尖，称透关射甲，则可能提示病情危重。但需注意到，望指纹是一种辅助诊法，适合于 3 岁以内儿童。当望指纹的结果与症状、舌脉不符时，可"舍纹从症"。

为吐舌;舌伸出唇外,来回拌动,旋即回缩,称为弄舌。吐舌常因心经有热,弄舌可为惊风先兆,或大病之后,心气不足,二者又皆可见于先天禀赋异常、智能低下者。舌体胖嫩,边齿痕者为脾虚;舌体不能伸出唇外,转动不灵,说话不清,称为连舌,常因舌韧带过短。

（2）**舌质**：正常舌色淡红。舌质淡白为气血虚亏;舌质绛红有芒刺为热入营血;舌红质干为热盛伤阴;舌质紫暗为气滞血瘀。舌起粗大红刺,状如杨梅,称杨梅舌,常见于丹痧。

（3）**舌苔**：舌苔由胃气所生。新生儿多见薄白苔。舌苔白腻为寒湿内滞或食积内停;舌苔黄腻为湿热内蕴或乳食内停,积而化热。剥苔多为热性病伤阴津亏所致。舌苔花剥,经久不愈,状如地图,称为"地图舌",多为胃阴不足所致。若舌苔厚腻垢浊不化,伴腹胀便秘者,称"霉酱苔",为宿食内停,中焦气机阻滞,脾胃不能正常运化。

※**深度解析**：小儿常有因服药、进食而染苔者,如吃橄榄、乌梅等可使舌苔染黑,吃牛乳、豆浆可使舌苔染白,吃橘子水、蛋黄可使舌苔染黄等,染苔的色泽较鲜,且浮浅,擦之易去,不可误认为病苔。

二、闻诊

闻诊包括闻声和闻气味。闻声包括听小儿的啼哭、呼吸、咳嗽、言语等,闻气味主要包括口中气味及排泄物气味。

1. 闻声

幼儿生病伴有哭闹,若声音响亮,气力充足,虽病易治;如声音低微,呼吸急促提示病情严重。病理性啼哭,若声音洪亮有力者多为实证;细弱无力者多为虚证;哭声低弱且目干无泪者多为气阴衰竭危证。咳嗽痰喘,咳声洪亮,多为风热伤肺;喷嚏不断,鼻流清涕,常为风寒感冒;阵阵啼哭,弯腰曲背,多为腹痛;哭时头向后仰,多为大热、惊风;声音低微,多为气血衰弱;狂言谵语,多为实热;静默不言,啼而无泪,多为虚寒。

※**深度解析**：婴幼儿有各种不适时,也常以啼哭表示。例如口渴、饥饿、尿布潮湿等。不适引起的啼哭常哭闹不止,但解除了原因后,啼哭自然停止。

2. 闻气味

正常小儿口中无臭气。口气臭秽,多属脾胃积热,或肺胃之热上蒸;口气酸腐,多属饮食内停;口气腥臭,有血腥味,常见于齿衄,牙龈出血;口气臭腐,牙龈溃烂肿胀,为肺热肉腐,常见于牙疳。大便臭秽为大肠湿热积滞;大便酸臭为伤食积滞;便稀无臭,下利清谷为虚寒泄泻,常提示脾肾两虚;小便臊臭、短赤多为湿热下注膀胱;小便清长无臭多为脾肾寒证。

三、问诊

儿科问诊通常以询问患儿亲属或保育者为主,年龄较大的患儿也可以作为问诊的对象,但对其所诉是否可靠要加以分析。儿科问诊要注意询问一般情况和个人史。

1. 问一般情况

一般情况中,问患儿年龄非常重要。了解患儿的实际年龄对于判断其生长发育状况,计算体重、饮食量、用药量等,以及某些疾病的诊断,如诊断脐风见于周内初生儿,麻疹大多发生在6个月以后,均有重要价值。

2. 问个人史

个人史主要包括生产史、喂养史、生长发育史、预防接种史。生产史与婴儿疾病诊断关系密切,要询问胎次、产次,是否足月产,顺产还是难产,出生时情况,出生体重,以及家族中遗传病史等。喂养史包括婴儿期喂养方法、添加辅食情况、是否断奶和断奶后的情况,以及平时饮食习惯。生长发育史包括小儿体格发育、智能发育方面的各项重要指标。预防接种史指接受预防接种的情况,与传染病诊断关系密切。

3. 问病情

(1)问寒热:小儿恶寒可从观察测知,如依偎母怀、蜷缩而卧等。发热可通过触摸来感觉,如手足心热、额头热等,还可以用体温计准确测定。恶寒发热为外感表证,见于感冒发烧;寒热往来为半表半里证,常见于少阳胆经郁热,但热不寒为里热证,但寒不热为里寒证。

(2)问出汗:小儿肌肤嫩薄,发育旺盛,较成人易于出汗,如此情况下一般不属于病态。无运动、哭闹、过暖等情况而于安静状态下汗出过多才属异常出汗,统称为汗证。日间多汗或稍动即出汗为自汗,夜间睡时多汗为盗汗。自汗多属于气虚,而盗汗多属阴虚。外感病汗出而热不解,是邪气由表入里的征象。外感病汗出,热退身凉,是病情好转、邪气渐去的表现。

(3)问头身:婴幼儿头痛常表现为反常哭闹,以手击首或摇头。年长儿可询问其头痛、头晕的部位、性质。头身疼痛,常为外邪束表;头痛剧烈或伴剧烈喷射状呕吐须防邪毒犯脑。关节疼痛,屈伸不利,常见于痹证,为风寒、湿等外邪束于肌表引起,肿胀而热多热痹,肿胀不热多寒痹。肢体瘫痪不用,强直屈伸不利为硬瘫,多为因风邪留络、瘀血阻络导致的经络阻塞不通的实证;痿软屈伸不能为软瘫,多因阴血亏虚、肝肾不足,络脉失养所致。

(4)问胸腹:胸部窒闷,痰吼哮鸣,为痰湿阻肺;胸痛咳嗽,咯吐脓血,为肺热肉腐,可见于结核、脓肿。胸痛发热,咳嗽气促,鼻扇,常见于肺炎咳嗽。婴儿腹痛,常表现为阵发性反常哭闹、蜷卧、辗转不安。脐周腹痛,腹痛阵作,别无它症,常见于蛔虫症;脘腹胀痛,嗳气酸馊,为伤食积滞;脘痛隐隐,绵绵发作,嗳气吐酸,食欲不振,为中焦脾胃之气虚弱。各种腹痛伴有发热、呕吐、腹泻等症,且腹部肌紧张明显,有反跳痛,或可触及包块者,皆当作全面检查,排除急性胆囊炎、阑尾炎等急腹症。

(5)问二便:要询问大便的次数、数量、质地、颜色及夹滞物等。大便次数明显增多,质地稀薄或有黏冻,为泄痢。大便2~3日一行,质干,腹痛,为便秘。小便清长,夜尿频多,为肾之阳气不足;尿频尿急,尿时疼痛,为湿热下注;小便刺痛,尿中见血,常为湿热下注引起的淋证。

（6）问睡眠：要询问小儿每日睡眠时间，睡中是否安宁，有无惊惕、惊叫、啼哭、磨牙等。夜啼，常为心火上炎，或肝经热盛扰心；多寐难醒，常为气虚痰盛；昏睡可见于温热病邪陷心包；寐中露睛，多为久病脾虚；寐不安宁，多汗惊惕，属于心脾气虚，可见于佝偻病；睡卧不宁，且伴有肛门发痒者，见于蛲虫症。

四、切诊

切脉是祖国医学诊断疾病的重要方法之一，幼儿脉诊比成人简单一些。幼儿发育未全，桡骨、尺骨较短，而且给幼儿切脉时，他不可能像成人那样安静受诊，所以切脉时医生最好用食指来按压寸口的关位（桡骨高突处的动脉处），拇指放在其背面。这样幼儿虽然手在微动，也不妨碍切脉。切完关脉，再切寸脉，最后切尺脉，也可以只切关脉。这里仅把儿科常用的脉象解释如下：

※**深度解析：**左手寸、关、尺主心、肝（胆）、肾，右手寸、关、尺主肺、脾（胃）、命门。

浮脉是在表皮浮动的脉，用手指轻微压于桡动脉上即可触知，有浮动的感觉，若重按时，则反不如轻压时脉动有力，这种脉象表示了病在身体的表面，属阳，一般风邪之气等外因病多。脉浮紧则多与发热、头痛、恶寒等症并见，宜用发汗祛风的方法治疗。

沉脉在轻压时，不能触知，必须重压才能触到，这种脉象则表示病在身体内部，属阴，七情、饮食等内因病较多。沉而有力的脉则是里实或食积，可以泻之；若是沉弱、沉细、沉迟，则既不能泻，也不可以汗，应当根据病情加以温补。

※**深度解析：**婴儿每分钟的脉搏次数随年龄的增长而减少。

迟脉是指脉搏的次数少，一呼一吸为一息，一息四至以下的脉（每分钟 80 次以下的），属阴，幼儿尤甚，主要见于虚寒证。脉沉迟则表示身体机能衰退，治法当以温补。

数是脉搏快急的意思，就是一呼一吸（一息），一息六至以上的脉（每分钟脉搏 100 次以上的），属阳，这种脉象则表示热病，若是久病的幼儿沉细而数则预后不良。

细脉与洪脉相反,脉来如发如丝,是气血已亏的脉象,治疗不宜汗,也不宜泻,宜据病情加以温补。

洪脉是指脉搏幅度大,是发热正在进行之脉象,治法可根据幼儿身体强弱,或汗或清。久病体弱而脉洪的幼儿,预后不良。

缓脉是和缓的脉,是脉搏非数非迟的平稳脉搏,也可说是无病脉,病人若现此脉,虽病易治。

紧脉如用手按压绷紧的绳子,脉与筋肉可以分清,沉紧则是冷痛,浮紧则是风寒。

实脉是按之应指有力而坚实的脉,多见于热郁、伤食、气痛、谵语等,治宜根据病情或泻或清,或开郁顺气。

弱脉软而无力,按之则无,抬手则不能立即触知,这提示虚弱病,幼儿腹泻时,常有此脉象,治法宜温补。

微脉若有若无,提示心脏衰竭已极,病情严重,只有大补气血。

代脉是很危险的脉象,也可以说是将要死亡的脉象,指脉有规律的停止。若是不规律的停止,尚有一点希望;若是有规律的停止,如三动一止,或四动五动一止,这提示心脏功能衰竭。

※**深度解析:** 对于小儿,除切脉外,还应进行触诊,用手触摸患儿腹部和手足的皮肤是否和脉象所示一致。若脉浮数,而手足皮肤凉,或手足皮肤凉唯腹部热甚,是热蕴于内,宜急清热;若皮肤热而脉迟,多为虚热,宜补虚退热。

第四章

三字经派小儿推拿基本手法

　　三字经派的推拿手法简单易学，常用的只有八种手法。手法的好坏直接影响治疗效果，如手法不行，就不能达到在体表推拿而体内有感应的"外呼内应"的效果。要做到"一旦临证，机触于外，巧生于内，手随心转，法从手出"，却非一日之功，需要认真学习和刻苦练习。

推 要轻而不浮，快而着实。总的要求是"持久、有力、均匀、柔和"。推法是在穴位上用拇指外侧面，或食指、中指、无名指的掌面，按着穴位处的皮肤，以固定的幅度、频率向前、向后或来回往复推移，也就是有规律地、轻重均匀地连续直线推动。一般情况下，离心的方向为清，向心的方向为补，来回往复为清补。但有例外，如推天河水一穴，其方向是向心的，却属于清法。

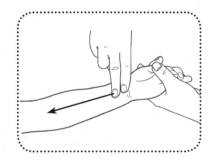

※**深度解析**：推动的速度要比较快，力量的轻重，要据患者年龄的大小与体质的强弱而定，原则是以不使皮肤红肿为度。推拿时，蘸一点滑石粉，以取其滑利之效，其他手法有摩擦性的皆同。

拿 要刚中有柔，刚柔相济。以拇指、食指两指或并用中指，夹住穴位，同时用力卡拿。

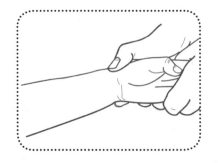

※**深度解析**：本派拿法专用于列缺穴，是一种强刺激的手法，可发汗、醒神、激活神经、抑制癫狂等。

揉 是医者将手指按在操作的穴位上，不离其处而旋转揉动。一般用拇指或中指、食指的螺纹面揉之，左揉右揉同数，左揉主升，右揉主降，其作用多偏于补，也有清补的作用。

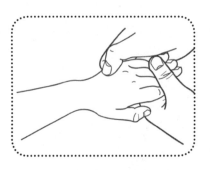

※**深度解析**：推法用于线状的穴位，揉法则用于点状的穴位，两者都是常用的手法。

捣 医者屈中指或食指,以其手背一面近掌之第一指间关节在穴位处均匀地捣打。向离心的方向捣为下捣,向向心的方向捣为上捣,向身体左侧的方向捣为左捣,向身体右侧的方向捣为右捣。作用在于矫正筋脉的拘急,总的功用是升降与矫正。

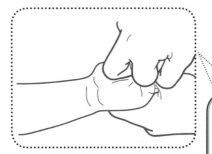

※**深度解析**:如患急喘、实火、惊悸,也可直捣(直上直下地捣),有镇降的疗效。李德修习惯用拇指、食指、中指联捣。

分 医者用两手拇指的螺纹面同时从穴位中点向两旁做"←·→"方向的推动,为分阴阳疗法。具有分寒热、平气血的作用。

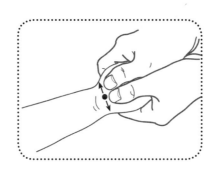

合 医者用两手拇指的螺纹面同时从穴位左右两边向穴位中点做"→·←"方向的推动,为合阴阳疗法,能使阴阳相交、气血和谐,总的作用是调和阴阳。

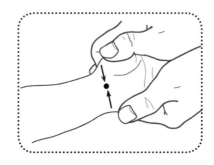

运

医者用拇指侧面或食指、中指、无名指指端螺纹面，单用或二指并用循穴位向一定方向做环转推动，或做半环形推动，叫作运法。环形运法如运八卦，能开气血、痰火之郁结；半环形运法如运水入土、运土入水，能调整水火或土的偏盛偏衰，总的作用是化郁和调整气血阴阳。

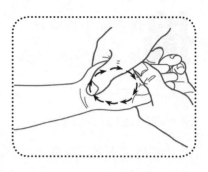

掐

医者用拇指指端爪甲部掐一定穴位或部位，逐渐用力切掐，可持续用力，也可间歇用力，有镇惊、醒神、开窍之功。注意：不要长久用力，以免掐破皮肤。

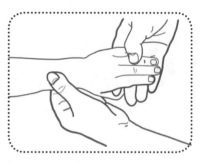

※**深度解析**：幼儿手小，医者也可以用自己的中指插在患儿食指和无名指之下，隔开患儿的中指，以食指垫住患儿无名指和食指之端，同时以无名指隔开患儿的小指，然后以另一手的大指或食指外推，非常方便。

其他

另有两个穴位并推的情况，如推法中的平肝清肺并推法，两穴均是从指根推向指端或从指尖推向指根，中间只隔一个中指，就可以同时并推。如何隔开呢？可以用医者的左手握住患儿的中指及小指，则患儿食指、无名指高出在上，推时医者用右手的食指、中指、无名指，单用或两指并用，同时推肝肺两穴，效果和分别推每个穴位完全一样。

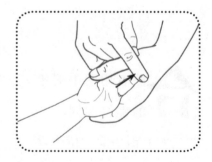

第五章

三字经派穴位考订及操作手法

推拿得效,手法的正确和穴位的准确都是非常重要的。今将诊疗常用的穴位及李老采用得效的穴位,做简图说明。有的穴位并非针灸学书上所说穴位,如阳池穴;有的虽有穴位而无用法的,则存而不论,不征引其他推拿学派的资料。本章中的穴位,其中有的未曾用过,凡用过得效者都做了说明。李老采穴,概用左手,不按照男左女右的旧法。

一、手掌面穴位

大肠穴

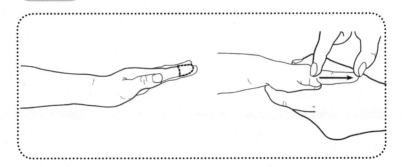

【部位】徐氏原书说在"食指外侧上节,穴如豆粒"。

【手法】在食指外侧,向指尖方向推为清,不必拘于上节,向虎口方向推为补,来回推为清补,一般不专用补法。

【功效】清利肠腑。

【主治】腹泻、便秘、积滞等。

胃穴

※**深度解析**:胃穴部位有二:一是大指下节为胃穴;二是大鱼际外缘白皮与掌背黄皮交界处,下齐艮卦部位,亦即小天心穴旁为胃之"真穴"。目前以推拿大鱼际外侧赤白肉际为主。

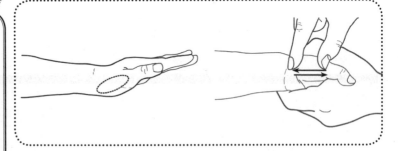

【部位】 大鱼际外侧赤白肉际处。

【手法】 自大鱼际外缘黄白皮交界处,从腕部掌边高骨起,离心推至大指根或至大指第二节皆可,此为清法;反之则为补法。清之则气下降,补之则气上升。因胃气以下行为顺,故一般用清法。

【功效】清脾胃积热,降气和胃,消导助运化。

【主治】肚腹胀满,积滞腹痛,恶心呕吐,纳呆,便秘等。

心穴

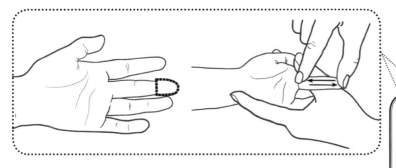

【部位】中指末节掌面（螺纹面）。

【手法】一般用清补法，在中指末节，从指端到指根来回推之，称为清补心法。

【功效】清心安神，镇惊益智。

【主治】身热无汗，高热神昏，烦躁，夜啼。

※**深度解析**：心血亏，可用清补心法来回推。如无虚，不可妄补。如有心火，也不得用清法，而以推天河水代之。

肺穴

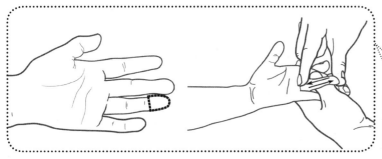

【部位】无名指末节掌面。

【手法】穴位在无名指末节掌面，清法从无名指指根推到指端，补法从无名指指端推到指根，但补法少用。来回推之为清补。

【功效】宣通肺气，发散外邪。

【主治】咳嗽气喘，伤风感冒。

※**深度解析**：清肺法常与平肝、推天河水配合应用。退热，治肺炎、肺热，透发麻疹，都用这三个穴。肺非极虚不宜妄补，补则呼吸满闷。如欲补肺，可用补脾法培土生金以代之。

肝穴

※**深度解析:** 肝为将军之官,宜平而不宜补。肾水能生肝木,补肾水即可养肝。如山根见青色(山根位置:两目内眦中间鼻梁上低洼处),为肝有风热,先辨其虚实,实者用平肝法,虚者用补肾法。平肝、清肺、推天河水,三穴配合以清之,即使是麻疹发热,也可应用。因为三穴配合同时也有表散的力量,可以助疹外透,并能制止发热上冲,且可防止并发肺炎。如已发生肺炎,这三个穴也仍然是对症的。此外,肝气郁结、神志抑郁,也可以专用平肝法,功效与方剂中的"逍遥散"相同。遇肝虚欲脱,方可酌用直接的补法。

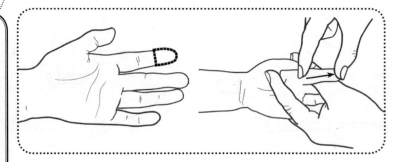

【部位】食指末节掌面。

【手法】一般用清法,习惯称为平肝。肝穴的部位虽在食指末节掌面,而其清法则是从食指根起一直推到指端,其补法是从指端推到指根。肝主升,补法亦为升,因此非肝极虚不能妄用补法。

【功效】疏理肝气,发散外邪,平肝镇惊。

【主治】急慢惊风,小儿夜啼,伤风感冒,斑疹。

胆穴

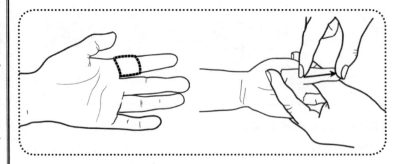

【部位】食指第一节掌面。

【手法】一般不专用,平肝连同此穴一并推之。

【功效】疏肝利胆,镇惊。

【主治】夜啼惊证,口舌生疮等。

脾穴

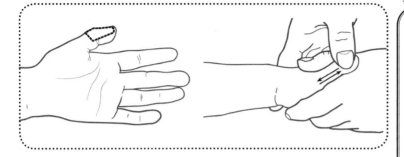

【部位】大指末节外侧,赤白肉际处。

【手法】小儿屈指,医者向心推之为补(不屈亦可),小儿直指,医者离心推之为清,来回推之为清补。大指的指端第一末节为其本穴,下节外侧就属胃穴了。因此徐氏原书说推时要大指内屈,为的是推时不至连及第二节胃穴。但李老推时并未将两节严格分开,推脾穴时不用屈指,往往连及下节,疗效是一样的。

【功效】健脾益气,调理中焦。

【主治】积滞,腹泻,便秘,虚劳喘嗽,口舌生疮等。

内劳宫

【功效】清热除烦。

【注】此穴属心,能清心火,但徐氏书中只在论"独穴"处简略一提,并未谈到手法。李老也未用过,而清心火以推天河水代之。

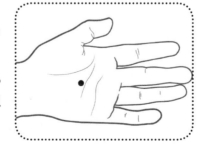

※**深度解析:**脾虚作泻,先清补大肠以止泻,然后清补脾以加强消化健运。大便燥结,伸大指向外推之,以泻其火,再用泻大肠法,燥结可愈,后用补肾法以善其后。脱肛者,先补脾土以生肺金,然后揉二人上马以治肾寒,再补肾水以生肝木,使木安而不克土,最后清补大肠,以加强大肠之功能,必愈。喘嗽虚证,为肺、脾、肾皆虚,先揉二人上马以补肾中水火,次清肺以清热平气逆,最后补脾土以生肺金。心脾火盛,口舌生疮,先推天河水,然后清补脾。唇裂肿痛,口外生疮,上眼皮肿,皆属脾火,也有因感寒而肿的,李老一律用清补脾法通治。脾主四肢,又主肌肉,如瘫痪无热及软骨症等,皆可多用补脾法为治。

利小便穴

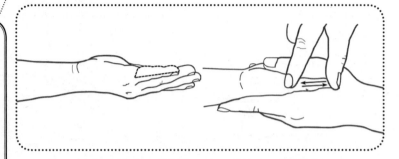

※**深度解析:**膀胱气化不行,则小便不利,需用清法以化郁行气,如因肾虚可加补肾及揉二人上马,以补肾中水火。小肠能泌别水液清浊,用清补法,可以利水道而通小便。

【部位】在小指外侧,从指根到指端,赤白肉际处。

徐氏并未指明小肠与膀胱穴各自的部位,以他穴之例推想,小肠穴当在小指末节外侧,膀胱穴在小指第一节外侧,因两穴皆利小便,故不须截然分开。

【手法】小指外侧从指根推到指端为清,来回推为清补,不单用补法。

【功效】宣通气机,利水通淋。

【主治】尿潴留,小便不利,湿热腹泻。

板门

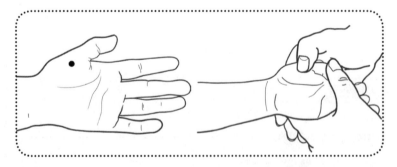

【部位】掌面大鱼际中点,从虎口到腕横纹桡侧端画一直线,在线中点取穴,以指点之,觉有物如筋头 ,大如小豆粒,重按之则酸麻,即为板门部位。

【手法】以拇指端点住筋头状物,左右旋揉同数。

【功效】宽胸膈,利胃肠。

【主治】呕吐,腹泻,幽门狭窄、痉挛,贲门松弛等。

五经穴

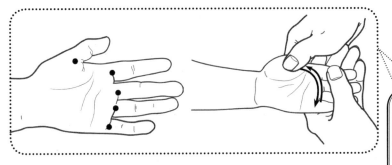

【**部位**】在掌面,五指根连掌面之横纹正中,每指根一穴,总名五经穴。

【**手法**】用拇指端来回推之。

【**功效**】调理五脏六腑之气。

【**主治**】积滞,纳呆,腹胀,便秘。

※**深度解析**:徐氏云:"五经穴,五指根纹来回推之,开脏腑寒火。"心得其意,用推揉法。

八卦

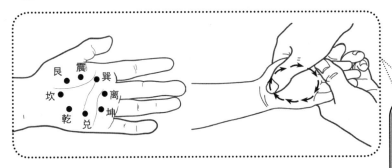

艮 震 巽
坎 离
乾 兑 坤

【**部位**】掌中围绕掌心内劳宫穴一周,缘掌根凹下处及掌边高起之边缘,按乾、坎、艮、震、巽、离、坤、兑八卦分布。

【**手法**】用运法,自乾宫起至兑宫止,周而复始,旋转摩擦之,为顺运八卦,反之从艮卦推至震卦则为逆运八卦。但离宫属心,不宜强刺激,故运至离宫处下按宜轻,或用医者左手大指微掩其处而运之。

【**功效**】行气宽中,利膈消滞。

【**主治**】胸腹胀痛,咳嗽痰喘,百日咳,积滞,纳呆。

※**深度解析**:五脏之气不调而诱发胸膈作闷、痰火郁结、喘嗽交作、小儿百日咳等,都可用运八卦法,以宽胸利膈、开郁降气,且能助气调气,加强中气的运化力量,并能消痞化积。

大四横纹

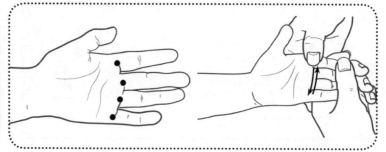

※**深度解析**：来回推之，开脏腑寒火，治腹胀。揉之，能和气血，功用同五经穴。

【**部位**】食指、中指、无名指、小指根连掌面之横纹正中，即五经穴除去拇指处穴。

【**手法**】以拇指端侧面自小儿食指根推至小指根，来回推之，也可用揉法。

【**功效**】调理脏腑，疏通气机。

【**主治**】腹胀，腹痛，干咳少痰，积滞，纳呆，便秘，泄泻等。

小天心

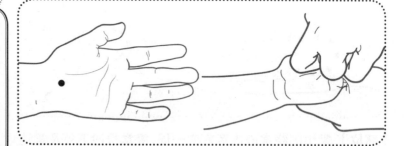

※**深度解析**：眼睛向上下左右翻或向一侧斜，治疗时向相反方向捣小天心以纠正之，如左斜向右捣，上翻向下捣，得纠正即止，不可过捣。风热上冲头目、角弓反张，用下捣法。亦有前仆而不后仰之症（俗名"磕头风"），可用上捣法。急喘实火，则用直捣法。

【**部位**】在掌根部大小鱼际之交点，八卦之坎宫部位，即过掌中心从腕横纹起到指根之连线四分之，从腕横纹数第一分点，左右两边凸肉之间凹处为小天心穴。

【**手法**】用捣法，上下左右捣或直捣。

【**功效**】镇惊安神，益智。

【**主治**】斜视，惊证，慢惊风。

分阴阳

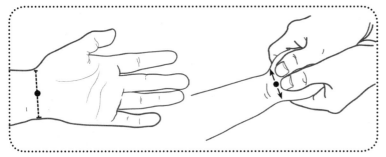

【部位】 徐氏说："从小天心上横纹处两分,外推之。"但小天心上除掌根外别无横纹,从掌根中心向两旁推则又非是。李老指出,应为从小天心略偏向掌根横纹处用两拇指向两旁分推。（有人将两边的穴位称为阳池、阴池,但不是本书所指推拿穴位的阳池穴。）

【手法】 用两拇指螺纹面从穴位中点向左右分推。

【功效】 和气血,调阴阳,分寒热。

【主治】 寒热往来,气血不和,胸膈满闷。

合阴阳

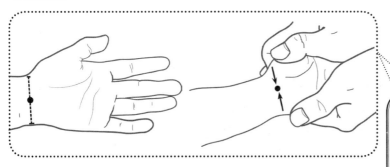

【部位】 从小天心略偏向掌根横纹处,用两拇指从两旁向中心推。

【手法】 与分阴阳相反,照前部位从两边向中心合推之。

【功效】 能使阴阳相交、气血谐和。

【主治】 胸膈满闷,气血不和。

※**深度解析:**徐氏说用本法与他穴配合治痰涎壅盛,先推肾穴取热,次用合阴阳法,最后推天河水,其痰即散。徐氏推各穴皆300次,应酌量增加。

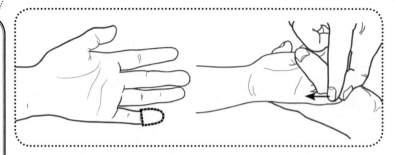

肾穴

※**深度解析**：肾水不足，虚火上炎，非一般清热法所能降，必须用补肾法以滋肾水，则虚火自退。肝不宜补，肝虚者，用补肾法生肾水以养肝，即可补肝。

【**部位**】小指末节掌面。

【**手法**】从小指端推到指根连掌处为补法，不用清法。

【**功效**】益气固脱，补肾养肝。

【**主治**】遗尿，脱肛，泄泻，虚劳喘嗽等。

小横纹

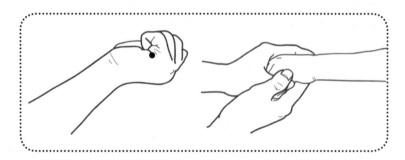

【**部位**】小指掌指关节下横纹，穴在纹中偏外处。

【**手法**】揉之，左右同数。

【**功效**】化痰止咳，清利湿热。

【**主治**】喘嗽（气管炎），肺炎，积滞，口疮。

膻中穴

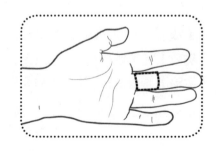

【**部位**】在中指第一节掌面，未见李老应用。

注：本书所言"膻中穴"为小儿推拿手部穴位，与任脉之膻中穴同名，但非同一穴位。

天门入虎口

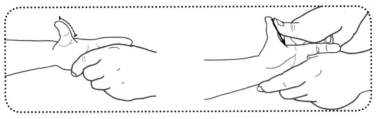

【部位】拇指内侧。

【手法】拇指内侧,由指端下推至指根。

【功效】健脾和胃,顺气和血。

【主治】腹痛,泻痢,积滞,纳呆。

虎口入天门

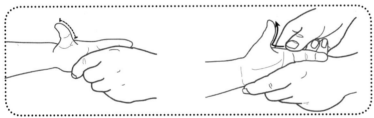

【部位】拇指内侧。

【手法】徐氏书云:"自食指下节(应为食指第一节)上推,为虎口入天门。"

【功效】健脾和胃,顺气和血。

【主治】徐氏并未说明其主治,且与大肠穴重复。李老亦未用过,姑且存待考证。

三焦穴

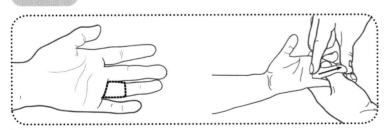

【部位】无名指第一节掌面。

【手法】不专用,清肺时连同此穴一并推之。

运水入土

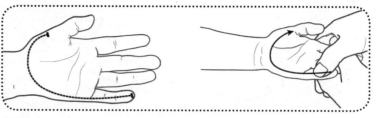

※**深度解析**:对于运水入土的部位,李老认为应从掌面小指尖到拇指根部,在手法操作时也是推到拇指根部。

【**部位**】自掌面小指尖沿掌边至坎宫。

【**手法**】从小指尖沿掌边推至拇指根。

【**功效**】补肾健脾。

【**主治**】疳积,痢疾,腹泻,便秘等。

运土入水

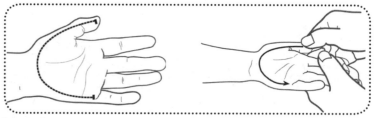

【**部位**】自掌面拇指尖沿掌边至小指根。

【**手法**】自掌面拇指尖沿掌边推至小指根。

【**功效**】健脾补肾。

【**主治**】消化不良,吐泻,痢疾。

后溪穴

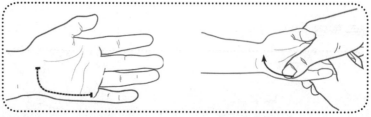

【**部位**】从小指侧掌指关节下横纹起沿掌边引弧线至近坎宫处。

【**手法**】从小指侧掌指横纹推至近坎宫处。

【**功效**】行气消滞。

【**主治**】积滞,纳呆,小便赤涩不利。

六腑

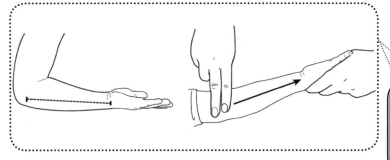

【**部位**】 前臂尺侧(小指侧一面),从肘弯至腕横纹,为线型穴。

【**手法**】 从肘横纹推至腕横纹,需将患者之手臂顺正,使小指在下呈立掌,或小指在上呈立掌,称为推六腑也称退六腑。

【**功效**】 清脏腑之实热,消积导滞。

【**主治**】 感冒发热,壮热不退,便秘,积滞,腹泻。

天河水

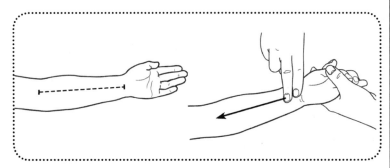

【**部位**】 掌面自腕横纹中点起,向肘部至肘横纹而止,为线型穴。

【**手法**】 由腕横纹中点推至肘横纹,直线推动,用力要匀。

【**功效**】 清心除烦,镇惊安神,退热发表。

【**主治**】 感冒发热,惊慌不安,口舌生疮,烦躁不寐。心经有热亦用此穴清之。

※**深度解析**:此为凉穴。徐氏说:"大补元精,即心血也。"体会其意,这一穴虽为凉穴,也非一味寒凉,同时也有壮水制火、滋阴潜阳之义。因此,即使兼有虚热也可用它。徐氏特别提出温毒颈肿,喉痹窒息,推此30000次立愈。不论肿左肿右,或夜轻日重,都可取此穴。此外,凡虚热证,疮疹痘斑,头、目、牙、耳实火都可专用此穴,以愈为度。又说:痴癫痰迷心窍,推此穴15000次有效。又方如下:六腑为君,推15000次;天河水为臣,推10000次;后溪穴为佐,推4500次;三关为使,推500次。共30000次。

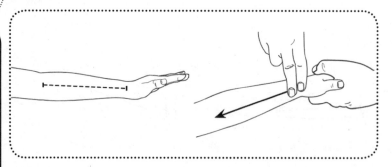

三关

※**深度解析:**此为暖穴,大补肾中元气,回阳生热。寒痰迷塞心窍,推500次即有效。徐氏说用以治"痫",效果显著。中风病,需用热力祛风、开郁、祛痰,以此独穴多推,以醒为度。

【**部位**】 在前臂桡侧(拇指侧)一面,从腕横纹起至肘部,为线型穴。

【**手法**】 将患者左臂顺正,使拇指在上,推的部位保持在前臂的上侧,自腕横纹推至肘横纹,用力要匀。

【**功效**】 回阳生热,温暖下元。

【**主治**】 风寒感冒,下元虚寒。

二、手掌背穴位

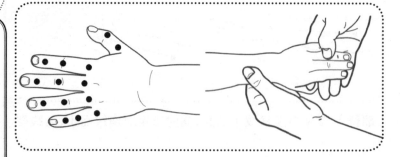

五指节

※**深度解析:**掌面和掌背五指各关节皆属五指节,掐五指节时掌面和掌背均可。多用得效,诸穴推毕,都可用此法以和气血。

【**部位**】 五指各关节。

【**手法**】 用拇指端指甲揉、捻、掐之。

【**功效**】 镇惊安神,调和气血。

【**主治**】 伤风感冒,积滞,泄泻等。

外劳宫

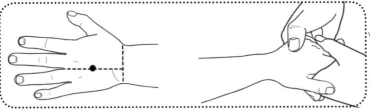

【部位】在掌背正中第三、第四掌骨中间凹处,与内劳宫相对。

【手法】左右揉同数,揉时应屈患者小指。

【功效】温里祛寒,止痛。

【主治】腹痛,腹泻,胃脘疼痛。

※**深度解析:** 此为暖穴,善治下元寒证。凡脏腑风寒冷痛,腹痛属寒,日久不愈,揉不计数,以愈为度。

一窝风

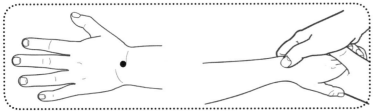

【部位】在掌背,掌与前臂相连腕窝处,上屈时出现皱褶之中心。

【手法】左右揉同数。

【功效】温中散寒,通窍。

【主治】风寒感冒,鼻塞流涕。

阳池

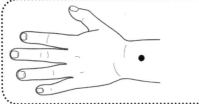

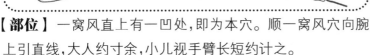

【部位】一窝风直上有一凹处,即为本穴。顺一窝风穴向腕上引直线,大人约寸余,小儿视手臂长短约计之。

【手法】左右揉同数。

【功效】升清降浊,止疼痛,明目,镇惊。

【主治】头痛、高血压眩晕。

※**深度解析:** 李老认为头部一切疾患,头痛不论寒热虚实,用此穴治疗皆效。

二人上马（此穴常简称"二马"）

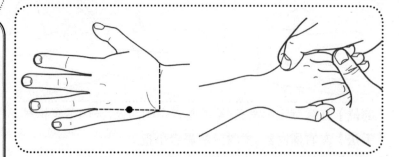

※**深度解析:** 大补肾中水火,左揉气降,右揉气升。虚火牙痛,耳鸣,阳痿,足软不能履地,腰以下痛,眼赤而不痛,一切属肾虚的症候,都可以用此穴补肾为治。凡虚火上炎,颈肿咽痛,双单蛾(扁桃体肿大)而下午痛甚,皆可用此穴以退虚热,以愈为度。如上午痛甚,就不是虚火,应以推六腑治之。

【部位】 在掌背小指、无名指两掌骨中间,由指根至腕横纹之掌骨二分点偏下,取凹陷处。

【手法】 左右揉。

【功效】 温肾阳,清虚热。

【主治】 腰膝痠软,虚劳发热,久泻不止,夜啼,遗尿。

列缺

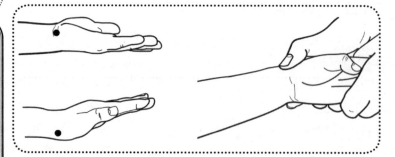

※**深度解析:** 此为发汗、解表、通窍之穴,拿之汗出为止。歌哭无端,胡言乱语,俗所谓"邪祟",拿列缺出汗,痰开神清,即可得愈。治中恶不省人事,阴脉不绝,拿之可醒。

【部位】 在掌根连腕处两侧之凹陷内,非针灸学上之列缺穴。

【手法】 用大拇指及食指、中指在腕两侧两穴处用力卡拿之,这就是推拿的"拿"法。

【功效】 发汗解表,醒神开窍。

【主治】 风寒感冒,头痛,鼻塞,痘疹。

三、头面穴位

百会

【部位】在头顶,前后正中线与两耳尖连线交会于头顶处。

【手法】按、揉。

【功效】开提阳气,温肾固脱。

【主治】头痛,脱肛,惊痫。

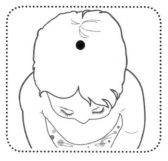

囟门

【又名】信风、囟会。

【部位】百会前3寸,属督脉。从前发际正中引直线上至百会,百会前有凹陷处。

【手法】按、揉。

【功效】温通阳气,镇惊安神。

【主治】头痛,鼻塞,惊风。

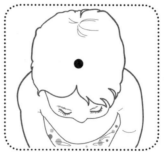

天庭

【又名】神庭、上天心、大天心、天门、三门。

【部位】头部前正中线,入前发际0.5寸处,属督脉。

【手法】揉、按。

【功效】清心镇惊安神。

【主治】头痛,眩晕,眼疾及口眼歪斜。

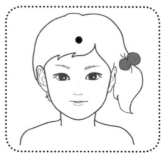

印堂

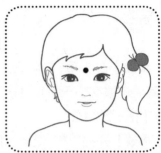

※**深度解析**：眉心印堂为望色之处，用水洗净以查其色，再结合脉象和症状，就可以做出诊断。

【**又名**】眉心、二门。

【**部位**】在两眉之间，两眉头连线的中点。

【**手法**】按、揉。

【**功效**】疏风清热，明目镇惊。

【**主治**】头痛，鼻出血，小儿惊风。

黄蜂入洞

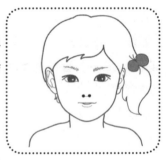

【**部位**】两鼻孔。

【**手法**】中指、食指抵入患者两鼻孔，左右旋转。这是特殊穴位的特殊手法。

【**功效**】发散风寒，宜通鼻窍。

【**主治**】伤风感冒，鼻塞不通。

洗皂

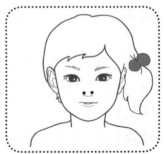

【**部位**】鼻翼两旁。

【**手法**】医者用两手拇指外侧面，在患者鼻之两侧抵鼻旁及连鼻之颜面部自上向下推擦，齐鼻头而止。这也是特殊手法之一。

【**功效**】发散外邪，宣通肺窍。

【**主治**】风寒、风热感冒，鼻塞不通，鼻流浊涕等。

第六章

脏腑点穴法

　　脏腑点穴源于河北王雅儒老先生集多年临床经验编著出版的《脏腑图点穴法》一书。这种按摩方法是根据经络穴位和脏腑部位，用点穴的方法，从脏腑治疗着手，调理脏腑气分，恢复脏腑机能。除治疗五脏六腑之疾病外，也治四肢头面等疾病，治疗范围及临床应用非常广泛。脏腑点穴法可作为本书第七章所述小儿常见病三字经派推拿治疗外的辅助治疗方法。

在儿科临证中,脏腑点穴法与李德修三字经派推拿手法相结合,正所谓强强联合,相得益彰。因此,略述其治疗手法,以供参考。本书手法中所述部分穴位与针灸腧穴虽同名,但其位置不同,属于不同的穴位。

脏腑点穴常规手法共 22 式,既可单独施治,又可与其他手法相互配合应用,适用于临床各症。具体手法有调、补、泻三种,送往迎来谓之调;顺时针为补,逆时针为泻。

※**深度解析:**"第七章,小儿常见病推拿治疗"中所述病症均可辅以脏腑点穴法治疗。如病情需要,可临证加穴,但需掌握一个原则:点按穴位的力度要大于推拿手法的力度。这样不至于使浊气上泛。

一、穴位介绍

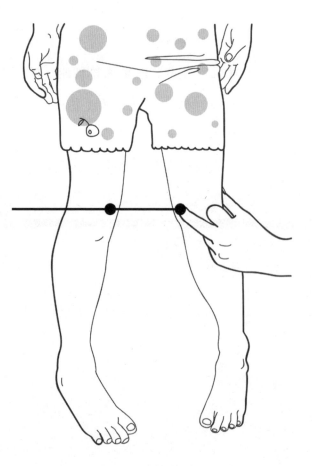

相当于针灸腧穴的血海**阴陵泉**穴,胫骨内侧髁下缘凹陷处(脾经穴)

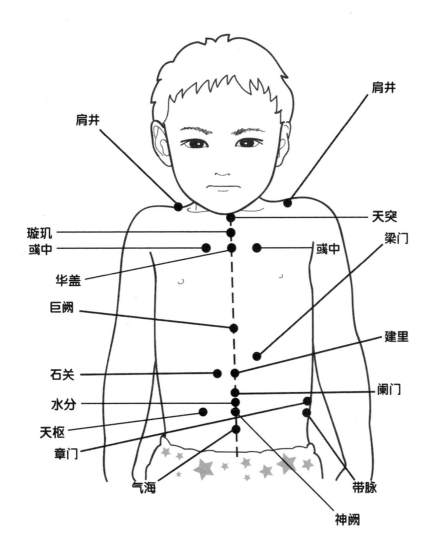

肩井:大椎穴与肩峰最外侧点连线的中点;

彧中:第 1 肋间隙,前正中线旁开 2 寸;

梁门:脐上 4 寸,前正中线旁开 2 寸;

天突:胸骨上窝正中,前正中线上;

璇玑:在胸部,胸骨上窝下 1 寸,前正中线上;

华盖:在胸部,横平第 1 肋间隙,前正中线上;

巨阙:脐上 6 寸,前正中线上;

建里:前正中线上,脐上 3 寸;

石关:脐上 4 寸,前正中线旁开 0.5 寸;

阑门:前正中线上,脐上 1.5 寸;

神阙:脐正中;

水分:脐上 1 寸;

天枢:神阙旁开 2 寸;

章门:第 11 肋端下际;

气海:前正中线上,脐下 1.5 寸;

带脉:第 11 肋端直下平脐处。

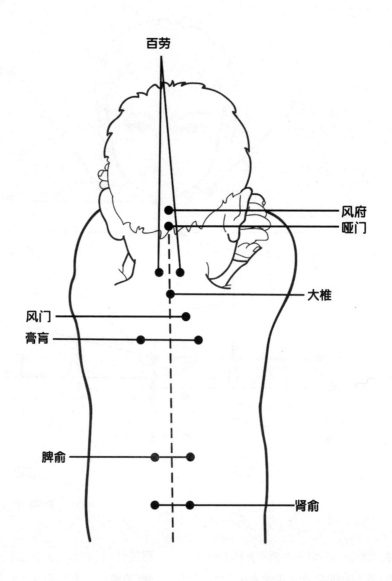

百劳

风府
哑门

大椎

风门

膏肓

脾俞

肾俞

百劳:大椎穴上2寸,后正中线旁开1寸;

风府:在颈后区,枕外隆突直下,两侧斜方肌之间凹陷处;

哑门:在颈后区,第2颈椎棘突上际凹陷中,后正中线上;

风门:在第2胸椎下,旁开1.5寸;

大椎:第7颈椎棘突下凹陷中;

膏肓:第4胸椎棘突下,后正中线旁开3寸;

脾俞:第11胸椎棘突下,后正中线旁开1.5寸;

肾俞:第2腰椎棘突下,后正中线旁开1.5寸。

二、操作手法

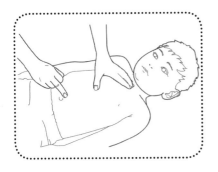

第1式

　　医者用左手拇指按住患儿的巨阙部位，用右手中指按住其阑门，旋转推按约2分钟，或以气通为度。

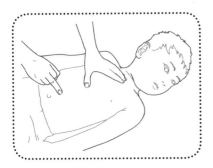

第2式

　　医者用左手拇指仍按住巨阙不动，用右手中指按住建里穴，旋转推按约2分钟，或以建里穴气通为止。

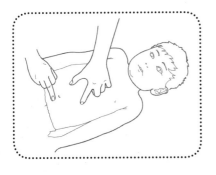

第3式

　　医者用左手拇指按住右石关部位，食指或中指按住左梁门部位，右手中指按住气海穴，旋转推按约1分钟，或感觉直下气通即止。此穴易通，不宜久治，以防气脱。

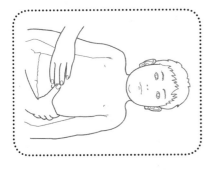

第4式

　　两手放带脉处，医者用左手食指或中指和右手拇指同时按住阑门与水分之间的部位，左手拇指、右手食指和中指扣住腹部两侧带脉，往里拢拨，同时右手食指和中指，微微向里斜托，轻轻抖动，但扣住的带脉部位不能移动，以阑门感觉跳动为止，约1分钟，然后慢慢放开。

第5式

①医者用左手拇指按住巨阙部位不动，右手拇指按住阑门穴，中指按住左章门部位，推按1~2分钟，旋转推按以气通为度。

②推按毕，用右手食指和中指，由章门穴往下偏右斜推至少腹，最多不超过3次。

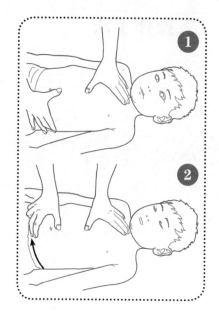

第6式

医者左手不动，用右手中指按住左梁门穴，拇指按住右石关穴，旋转推按1~2分钟，或以气通为度，推按毕，拇指和中指仍按以上2穴，进行拧拨1~3次。

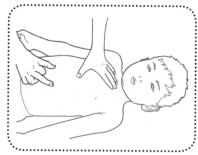

第7式

医者用左手无名指扣天突穴，中指按璇玑穴，食指按华盖穴，右手中指按住巨阙部位，旋转推按约2分钟，或以气通为度。

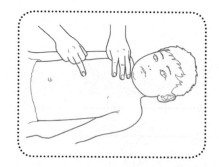

第8式

医者用左手中指或食指按住巨阙部位，用右手食指按上脘穴，中指按中脘穴，无名指按建里穴，同时旋转推按，推按1~2分钟，感到中脘、建里部位气通即止。

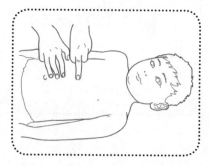

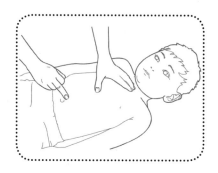

第 9 式

按照第 1 式,推按阑门穴 1 次。

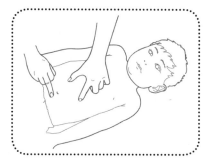

第 10 式

按照第 3 式,推按气海穴 1 次。

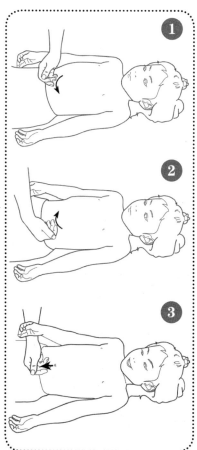

第 11 式

并压三把(推压少腹 3 次)。在第 10 式做完后,右手中指仍按气海,无名指和小指蜷起,靠住患儿少腹,自右少腹右侧,缓缓压推至正面,中指和食指蜷起,翻压少腹,自左少腹左侧缓缓压推至少腹部正中,再用手背缓缓向下压推至关元部位,做 1 次即可。

第 12 式

引气归元。医者左手捏住建里部位，右手捏住气海部位，同时提起，往上提三提，轻轻放开。

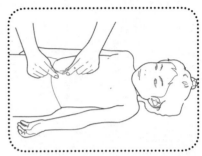

第 13 式

医者用左手拇指和中指扣住两或中穴，先用右手食指和中指，由巨阙部位向下直推至阑门，连续 3 次；再用右手拇指将左腿阴陵泉部位的筋按住拨开；然后用右手中指将右腿阴陵泉部位的筋按住拨开。

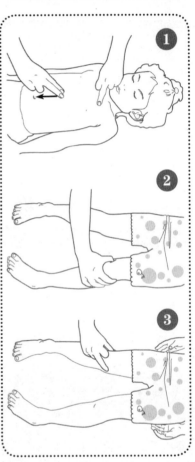

第 14 式

扶患儿坐起或令其俯卧。医者用两手食指、中指扣住患儿的两肩井穴；右手拇指缓推风府、哑门 3~5 次。

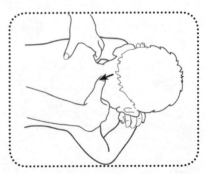

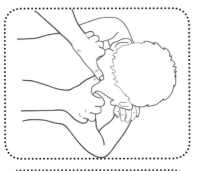

第 15 式

医者两手食指、中指仍扣两肩井穴；用右手拇指按住百劳穴，左手拇指加按于右手拇指上。两手食指、中指往里扣，拇指往下按，至病人有感觉时为止，约 1 分钟。

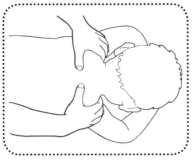

第 16 式

医者两手食指、中指不动；两拇指扣住两膏肓穴的大筋按压约 1 分钟。

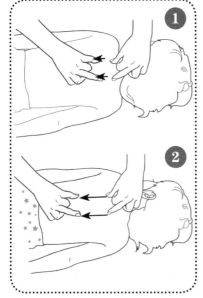

第 17 式

①医者用右手拇指、中指扣住两膏肓穴的大筋（如钳形）按住不动，左手拇指、中指（如钳形）扣住两风门穴的大筋，顺其筋脉向下缓缓往里拨弄至两膏肓穴，扣住不动。

②随即用右手拇指和中指扣住两脾俞穴的大筋，按压脾俞穴约 1 分钟，左手仍扣住膏肓穴的大筋，顺其筋脉，向下缓缓推至两脾俞穴为止。

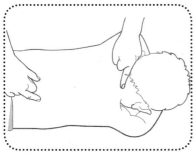

第 18 式

医者用左手中指按百劳穴；右手拇指、食指或中指扣住两肾俞穴大筋，往里合按，继揉之约 1 分钟。

第 19 式

①医者用两手拇指扣住患者两肩头，两手食指和中指扣住两腋窝前面的筋，分拨数次。

②再用两手食指和中指按住两肩头，两手拇指从背后插向腋下，用拇指提拨腋下后面的筋 3~5 次，随即顺其筋脉，缓缓向下拨至两肘，做 3 遍。

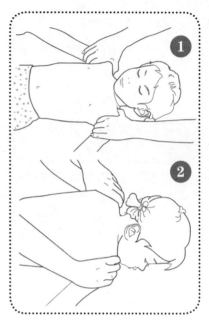

第 20 式

①医者用两手食指和中指插向其两肋，扣住不动；两拇指扣住两膏肓穴，用拇指端扣拨两膏肓穴处的大筋，往里合按约半分钟。

②然后用两手拇指，顺其筋脉沿脊之两侧，缓缓往下并左右分推至两肾俞穴为止。

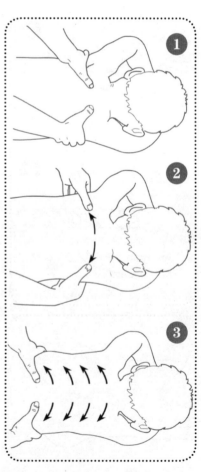

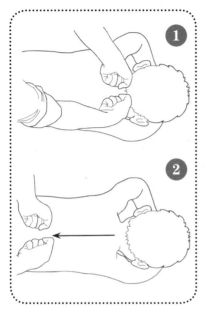

第21式

医者两手握拳,挤按脊柱两侧的大筋,自风门穴起,顺其筋脉徐徐向下按至两肾俞穴。

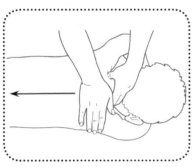

第22式

医者用左手拇指和中指扣住两肩井穴,用右手掌按住百劳向下推至尾闾部位,3~5次。

※注意事项:

①患儿平躺后,暴露腹部,自然放松,不要讲话;医者态度应和蔼,手法应轻柔,不可强行施以手法。

②冬季进行脏腑点穴按摩时应注意保暖,且医者双手不可过凉,避免患儿受凉感冒。

③患儿餐后不应立即施以手法,运动后应稍作休息再进行脏腑点穴按摩。

④治疗期间忌食生冷、油腻食物。

三、常见疾病辨证治法

治疗小儿常见病，一般都是在常规手法基础上，辨证加减取穴。每日施治 1 次，6 天为 1 疗程。病未愈可连续或间隔 3 日再做第 2 疗程，直至治愈。治急重病，可酌情 1 日施治 2~3 次。

◎ 厌食症

※**深度解析：**本病治疗用常规脏腑点穴加胃俞，大便秘结加大肠俞。腹部及任脉各穴，用轻泻、轻补、重调法。背部及督脉各穴施以扣、按、拨法。

厌食症病位在脾胃。其病机为脾失健运，胃失受纳，脾胃不和。治则以调理脾胃为大法。阑门在大小肠交会之处，是顺通上下气和开中气的要穴，施治时必须首先放通此穴。建里部位属脾，有健脾理气、和胃宽中之效。于阑门放通后，即须治此穴，以开通胃气，使浊气下降。活动脾经，令清气上升，脾胃功能正常，积滞自消。因此说"点阑门，泻建里，泻下肚腹诸般积"。气海有通调任脉、温下元，调气滞、补肾虚之功，推按时感觉气机已开即止，久推伤气。带脉与十四经相联，放带脉可活动周身气血。有开结通经、疏滞散瘀之功。左章门与阑门穴响应治疗，有通顺小肠气分之功。左梁门、右石关两穴必须同时并用，才能调理胃气。推按巨阙穴，可通顺食道之气，为开胃纳之主穴。以上各穴部位治毕，再加调上脘、中脘、建里 1 次，以调和脾胃之气。肠胃之气虽已通畅，但恐中焦复结，故须再治阑门 1 次，以调中焦之气，再治气海 1 次。以利于胃肠中的浊气下降。并压三把，以活动大肠之气。再用引气归原法，导气达于丹田，使清升浊降，病人即有舒畅之感。治背及督脉诸穴，由上而下，节节放通，具有疏通表里之气、交通督任二脉、调整气机的作用。其中胃俞为开胃要穴，脾俞为升脾阳上穴。若大便秘结者，加治大肠俞，以通大便。诸穴操作完毕，则使全身气机流畅，脾阳得振，胃阴得复，胃纳大开，脾胃纳运之功恢复正常，厌食之症可豁然而除。

【病案】曹某，男，4 岁半。1987 年 10 月 11 日初诊。3 年来食欲不振。每餐食量不足 50 克，大便偏干，渐消瘦。伴有烦躁易怒,睡中磨牙蹬被,易出汗,常感冒。查体:面色青黄,皮毛憔悴,舌淡红,苔薄黄,脉沉滑。体重15千克。

诊断:厌食症。

治疗:治宜健脾助运,和胃消食。先泻调阑门、建里,再调气海,使清气上升,再放带脉。泻调章门、梁门、石关以舒胃气。再泻调巨阙,并用左手按天突、璇玑、华盖3穴,使食道浊气下降。再调上脘、中脘、建里、阑门、气海1次,并压三把,引气归元;次治背部及督脉各穴,先按百劳、两肩井,使诸气下顺,再按膏肓、脾、胃、肾俞,加治大肠俞以通大便。推按1次后,当天中午食量增加,推按6次后,食欲明显改善,食量增加1倍,面色红润,其他症状亦消失,继续推按1个疗程而痊愈。10月29日测体重,增长1千克。

疗效:1984~1987年,在儿科门诊用脏腑点穴法,治疗小儿厌食症132例。其中男88例,女44例;发病年龄6个月至2岁28例,3~6岁95例,7岁以上9例;病程最短1个月,最长4年。治疗期间停用一切中西药物,治疗效果:痊愈(食欲明显改善,主食量增加1倍以上,临床症状消失)125例,占95%;好转(食欲改善,主食量增加0.5倍以上)6例,占4%;无效(推拿3次,食欲无改善,食量不增而改用他法治疗)1例,占1%;总有效例数占99%。治疗后半个月至2个月内,随访22例,体重均有增长,在0.5~2千克不等。疗程最短推按3次,最长推按3个疗程。

◎ 泄泻

【病案】刘某,男,2岁。1984年12月27日初诊。腹泻1天,因饮食过量引起腹泻,夜间大便5次,泻下未消化之食物,伴有呕吐、腹痛。查体:面色黄,舌红苔白,指纹紫过气关,腹略胀。

诊断:腹泻(脾虚伤食)。

治疗:治宜消食导滞,调理脾胃。用常规点穴加水分、天枢。先点阑门、水分,两穴并用,用轻泻重调法,气通后再点

※**深度解析**:本病治疗用常规脏腑点穴加水分、天枢、胃俞,用调法。先点阑门、水分两穴并用,气通后再点建里、气海,放带脉,点章门、梁门、石关、巨阙,然后点上脘、中脘、建里,然后点阑门、水分,然后点两天枢(医者用左手拇指按左梁门,食指和中指按右石关,右手拇指与中指分按两天枢穴,用轻泻重调法),然后点气海1次,并压三把,引气归元,或中与阴陵泉齐放。腹部及任脉各穴施治完毕,最后做背部及督脉诸穴,由上而下,节节放通。

建里、气海,放带脉,轻调章门,泻调梁门、石关、巨阙;再调上脘、中脘、建里1次;再调阑门,泻调两天枢穴;气通后再点气海1次。腹部及任脉做毕,再治背部及督脉诸穴,由上而下,节节放通。次日复诊:推按后腹泻明显减轻,大便1次质较稠,未吐,能进少量稀粥。守上法推按1次;三诊:大便正常。食量大增,治愈。嘱饮食调养。

◎ 呕吐

【病案1】于某,男,2岁。1989年2月27日初诊。呕吐伴腹痛10天,患儿因饮食不节、恣食生冷致呕吐日10余次,呕吐物为不消化的食物,伴腹痛无腹泻。舌淡苔白,脉沉缓。

诊断:呕吐(胃寒)。

治疗:治宜温中散寒,降逆止呕。常规点穴加胃俞。用调法,巨阙泻调之,推按1次后,呕吐2次,为少量黏液,腹痛止。继推2次后,呕吐止,食量增加而告痊愈。

【病案2】刘某,女,12岁。1985年1月30日初诊。呕吐3天。患儿1周前感冒发热,服药后感冒渐愈,随即呕吐,进食饮水则吐。吐前自觉胃内翻动难受,不痛。吐出物为食物及黏液,口苦,大便2日未行,伴有精神萎靡、乏力懒言、四肢发凉。查体:面色萎黄,舌淡红,苔薄黄,脉沉滑。

诊断:呕吐(感冒后余热犯胃。胃失和降,气机不利)。

治疗:治宜清热和胃,降逆止呕。常规点穴加胃俞,用泻调法。推按1次后有饥饿感,进食后无恶心呕吐,感到舒服,大便1次,质正常。共推按3次,呕吐蠲除,食量恢复正常。

◎ 便秘

【病案】初某,男,4岁。1987年1月20日诊。大便干结呈羊粪状,4~5天1次,伴有腹痛,纳差,曾服驱虫剂未下虫,近5天未大便。查体:腹胀,左下腹摸及硬粪块,有压痛,舌红苔白。

诊断:便秘(积滞内热,伤津耗液)。

※**深度解析:**本病治疗用常规脏腑点穴加胃俞。阑门、建里、气海、梁门、石关用轻泻轻补重调法,巨阙用泻调法。背部胃俞为开胃要穴,脾俞为升脾阳主穴,应扣按1分钟,可振奋脾气,和胃降逆。

※**深度解析:**本病治疗用常规脏腑点穴加天枢、大肠俞,用泻调法。

治疗：常规点穴加天枢（用泻法）、大肠俞。推按后当日下午大便 1 次，初为羊粪状，后为成形软便，量多，便后腹痛减。推按 3 次后，食欲正常，大便每日 1 次。初硬后软，神安眠宁，共推按 6 次，痊愈。

◎ 痢疾

【病案】郑某，男，5 岁半。1988 年 10 月 17 日初诊。患儿 3 天前因吃鸡肉、冰镇葡萄引起腹痛、呕吐、腹泻，里急后重，大便 20 多次，为脓血便，体温 39.7℃，在市立医院诊为急性菌痢，静滴庆大霉素治疗，现体温 37.5℃，仍腹痛、腹泻，里急后重，脓血便日泻 7~8 次。化验大便常规：黏液 ++，红细胞 +，脓细胞 ++++，精神萎靡，舌红苔厚腻，脉滑，腹软有压痛。

诊断：痢疾。

治疗：用脏腑点穴法治之，先点阑门，再点建里，用轻泻轻补重调法，调气海，再点章门，使小肠逆气下降，胃中浊气亦随之下降；再点梁门、石关，点巨阙（用一手按天突、璇玑、华盖三穴），使食道气分通畅；再点上脘、中脘、建里；再点水分用泻调法，使水谷分道；再点两天枢以消大肠之滞；再点气海 1 次，并压三把以顺大肠之气，再做引气归元，或中与阴陵泉齐放。命患儿坐起，治背部及督脉，按百劳、两肩井、膏肓、脾俞、肾俞、大肠俞。以上诸穴治毕，患儿腹痛止，感到腹部舒服。第二日复诊，患儿推后至今未大便，腹痛大减，嗜睡，不思食。按上穴继推 1 次。第三日复诊，患儿早饭吃半碗稀饭，中午吃 1 碗面条，仍未解大便，全身无力，精神不振。改用脏腑常规点穴，用调法，连续治疗 4 天，大便日 1 次，色黄质软，诸症消失，痊愈。

> ※**深度解析：**本病治疗用常规脏腑点穴加水分、天枢、大肠俞。阑门、建里、气海、天枢穴，调、补、泻法兼用。

> ※**深度解析：**本病治疗用常规脏腑点穴加胃俞，肝俞。大便秘结加大肠俞。

◎ 疳积

疳积是小儿常见四大病症之一，严重者可影响生长发育。其病变虽以脾胃为主，但日久气血亏虚必累及他脏，出现兼证。疳积的临床表现往往虚实夹杂。治疗虽以调理脾胃为大法，但在施治中，必须结合患儿具体病情，决定采用补、泻、调法的孰轻孰重。在恢复期只用调法。

【病案】张某，男，2岁。1984年11月2日初诊。纳呆异食半年余。半年前开始食欲不振，嗜食异物如砖头、墙土，喜冷食、凉饮，大便干、味臭。烦躁，多汗，睡中易惊，手足心热，日渐消瘦。查体：面色苍白，方颅，毛发稀黄，肋骨串珠，腹略胀，形体瘦弱。舌淡苔白微腻，脉沉滑无力。

诊断：疳积（脾虚食滞，气血亏虚）。

治疗：治宜健脾消积，佐以平肝。常规点穴加胃俞、肝俞。用轻泻轻补重调法。推按2次后，食欲改善、大便调畅，推按6次后，食量大增，每顿饭吃主食1两。嗜食异物停止，面有红颜，比以前胖些。共推按12次，上症悉除。2个月后随访，饮食、二便，睡眠皆正常，面色红润，精神活泼，体重比治疗前增长2.5千克。

※**深度解析**：本病治疗用常规脏腑点穴加风池、风门、肺俞，用泻调法。风池穴专通鼻窍，捏按风池穴可解散风寒，主治伤风感冒；风门为散风主穴；肺俞可清热宣肺解表，为感冒退热之要穴。

◎ 感冒

【病案】席某，女，3岁。1988年9月3日初诊。发热1天，流涕咳嗽，伴纳减、大便干。查体：舌红苔白，咽红，扁桃体Ⅱ度肿大充血，心肺检查正常。

诊断：感冒（外感风热，肺气失宣）。

治疗：常规点穴加风门、肺俞、风池，用泻调法，第2天复诊，热已退，食少增、仍咳嗽。按上穴推按4次，咳嗽止，食欲正常，感冒治愈。

◎ 咳嗽

【病案】任某，男，4岁。1988年4月26日诊。受凉后咳嗽2天，少痰，不发热，流清涕。纳可，舌红苔白，脉滑。

诊断：风寒咳嗽。

治疗：治宜宣肺止咳。用常规点穴加肺俞，腹背部各穴治毕，再揉按肺俞、膻中各100下。推按1次后症状减轻，推3次后痊愈。

※**深度解析**：本病治疗用常规脏腑点穴加肺俞，用调法。

◎ 咳喘

包括喘息性支气管炎、肺炎、哮喘等病。

【病案】于某,男,6岁。1988年5月16日初诊。咳喘6天,素患哮喘3年,每因受凉劳累而犯,现咳喘以午后夜间为甚,重则不能平卧,伴有厌食,大便干。查体:面黄消瘦,舌淡红,苔薄黄,脉滑,双肺可闻及哮鸣声。

诊断:哮喘(肺脾两虚,痰饮内伏,外受风寒,肺失宣降)。

治疗:常规点穴加肺俞以宣肺降气止咳平喘;加天枢以调大肠之气,因肺与大肠相表里,大肠和,肺自安;加大肠俞泻大肠,降肺气;腹背诸穴放通后,患儿全身气机流畅,即有舒畅之感;再按揉膻中、肺俞以加强宣肺降气平喘之功。治疗的当日夜间喘咳减轻,能平卧安睡。共治疗6次,咳喘止,食欲大增,大便自调。

> ※**深度解析**:本病治疗用常规脏腑点穴加肺俞、天枢、大肠俞。用轻泻重调法。

◎ 肠梗阻

【病案】张某,女,7个月。1990年3月6日初诊。呕吐、腹痛、腹胀,便闭,发热8天。患儿生后20天,因肠穿孔在青岛医学院附属医院行剖腹探查术,做横结肠造瘘术。术后4天,因高度腹胀,小肠由刀口膨出,做第二次手术还纳小肠。患儿生后4个月时,做造瘘缝合术。至此,小儿3次手术后,饮食、二便正常,渐长胖。8天前因吃芋头、饼干过多引起呕吐,初为所进饮食,后吐黄绿水,不能进食,喝水亦吐,不大便无矢气,伴发热,在青医附院小儿外科住院,诊断为粘连性肠梗阻,给予禁食、胃肠减压,静脉补液7天。动员手术,家长因不同意而来中医院求治。查体:重病容,衰竭貌,重度脱水,二目深凹,前囟低平。舌红唇干,苔黄燥起芒刺,腹胀,皮肤干燥有花纹,提皮有皱展平差,四肢冰冷,哭声微弱,尿量极少,伴发热,体温38℃,烦躁哭闹不眠(腹痛)。

诊断:肠结(粘连性肠梗阻并脱水、酸中毒)。此儿手术后肠粘连,致肠腑闭结不通,三焦气机不行,上见吐逆饮食不得入,下见二便不通无矢气,出现痛、呕、胀、闭四症俱全的关格症。8天禁食,胃肠减压,致使重度脱水,气血大亏,津液枯

> ※**深度解析**:本病治疗用常规脏腑点穴加天枢、大肠俞。用泻法,泻通稍补之防气脱,气海用调法。

竭而呈危象。

治疗：治宜通腑开结。采用常规点穴加天枢、大肠俞。先泻阑门、建里，调气海；再放带脉、调章门，泻调梁门、石关、巨阙；调上脘、中脘、建里；再泻调阑门 1 次，加泻两天枢；再调气海 1 次，背部诸穴放通后，加做脾、肾、大肠俞 1 次。推拿取穴：清板门 10 分钟，退六腑 10 分钟，揉二人上马 5 分钟。

3 月 7 日复诊：推拿后效果意外显著，哭闹躁动减轻（腹痛减轻），短时安眠，虽吮乳仍吐，但能咽下少量乳汁，喂青萝卜汁水少量，下午 4 时大便 1 次，黑绿色，有矢气。便后睡 2 小时，晚上又大便 1 次，量少色黄，便后腹软。患儿急欲索食，喂母乳及萝卜水均未呕吐。精神好转，无痛苦表情，手足温，眼睑轻度凹陷，舌红苔黄燥少津，芒刺略消，口唇微润。

3 月 8 日三诊：昨天推拿后至今未大便，有矢气，尿量增加，有明显饥饿感，吃母乳不饱，家人不敢多喂，吃奶后即安睡。午后体温 38℃，夜间热退，体温 36℃，精神振作，逗能笑，面色红润，舌红苔白，唇红润，腹平软，治疗仍用脏腑常规点穴，用调法。推拿取穴：八卦、四横纹、清板门、天河水各 10 分钟。

3 月 9 日四诊：食欲好，母乳不足，每日加牛奶 250 克，饼干 2 片，喝萝卜汁，大便 2 日未行，但腹软无压痛。守上穴继推 1 次。

3 月 10 日五诊：食眠正常，欢笑神爽，大便 1 次，质正常。体重增加 0.5 千克。治疗同上。

3 月 13 日复诊，大便成条状，日 1 次，据其母述，生后至今第 1 次有成形大便。每天加饼干 4 片，牛奶 250 克，停止治疗。饮食调养，痊愈。

3 月 23 日复查：患儿面色红润有光泽，食眠正常，大便成条，每日 1 次。每天加蒸鸡蛋糕半个，体重又增加 0.5 千克（18 天体重共增长 1 千克）

◎ 黄疸

【病案】谭某,女,20 天。1975 年 9 月 20 日初诊。患儿系 8 个月早产,生后不会吮奶,生活力弱。生后 3 天出现黄疸,并逐日加深,现面目及全身皮肤呈橘黄色,尿深黄色,腹胀,吐奶,大便不畅,发惊。

诊断:胎黄(阳黄)。

治疗:治宜清热利湿退黄。常规点穴加天枢、肝俞,用调法,因系新生儿,手法宜轻。推按 3 次,吐奶止,腹胀减轻,大便调,尿色变浅,黄疸略退。治疗 6 次后,腹胀全消,黄疸大退。共治 12 天,痊愈。

> ※**深度解析**:本病治疗用常规脏腑点穴加肝俞。若小便不利加关元;大便秘结加大肠俞;腹胀加天枢。此症以阑门为主,建里、梁门、石关调、补、泻法并用。

◎ 肾炎

【病案】隋某,2 岁半。1989 年 2 月 10 日初诊。患儿眼皮浮肿,尿频,纳呆 1 周,初起发热 1 天,热退后眼睑浮肿,尿频不痛,伴恶心纳呆。查尿常规:红细胞 0~2 个 / 满视野。查体:面色黄,眼睑浮肿,舌尖红苔白,脉滑,腹胀。

诊断:风水(急性肾炎)。

治疗:治宜疏风利水。阑门、水分并用,轻泻重调,气通后再调建里、气海,放带脉。调章门、梁门、石关、巨阙,再点上脘、中脘、建里,调阑门、水分 1 次,再调气海、关元,治背部诸穴,注意将脾俞、肾俞放通,推按 1 次后,眼睑浮肿减轻,治疗 2 次后,纳食增加,尿频减少,睑肿消失,恶心除。查尿常规:上皮细胞 0~2 个 / 满视野,大便偏干。治疗取穴同上加大肠俞。第 5 诊查尿正常,上症悉除。遂改用脏腑常规点穴,用调法。推按 5 次痊愈。

> ※**深度解析**:本病治疗用常规脏腑点穴加水分、关元,用调法。阑门、水分用轻泻轻补重调法。加治水分可调整水分的代谢,对肾炎有效;关元主治尿血、遗尿,调之至气通为止。

◎ 遗尿

【病案】王某,女,5 岁,1989 年 3 月 27 日初诊。夜间尿床 1 周,患儿近 1 周食欲不振。每晚熟睡后尿床,面黄乏力,舌红苔白,脉沉细。

诊断:遗尿(肺脾气虚,膀胱失约)。

治疗:治宜补中益气,固涩小便。先将阑门、建里调通,

> ※**深度解析**:本病治疗用常规脏腑点穴加关元,用调补法。

再点气海、关元,用调补法;放带脉,再点章门、梁门、石关、巨阙,均用调法;再将上脘、中脘、建里、阑门调 1 次;再重调气海、关元,然后并压三把,引气归元,或中、阴陵泉齐放,再治背部诸穴,由上而下,节节放通;再将脾俞、肾俞按揉 1 分钟。推按 1 次后,夜间未尿床,第 3 天晚上因多喝橘子汁,又遗尿1 次。守上穴继续推按 4 次,痊愈。3 个月后随访,家长说小儿自治愈后,再未尿床。

◎ 尿频

【病案】宋某,男,3 岁半。1986 年 3 月 26 日初诊。尿频 20 天,白天尿频 20 多次,量少,色清,不疼,夜间正常,伴纳呆,大便干呈羊粪状。查尿常规正常,舌红苔白,脉滑。

诊断:尿频(脾肾不足,膀胱气化失司)。

治疗:治宜益气缩泉。用脏腑常规点穴法,均用调法。推按 2 次尿频减轻,食量增,大便调。共治疗 6 次,痊愈。

> ※**深度解析:**本病治疗用常规脏腑点穴,用调法。

◎ 腹痛

【病案 1】薛某,男,12 岁。1988 年 2 月 2 日初诊。左下腹胀痛半天,患儿昨晚吃香蕉、苹果、花生、红肠等食物过量,于今晨 5 时突发剧烈的腹痛,以左下腹显著,辗转滚动,哭叫不止,伴腹胀,无呕吐腹泻。遂到市立医院急诊,查血常规正常,未确诊,肌肉注射"654-2"8 毫克,回家观察。打针后腹胀痛时轻时重,持续不断,后来我院就诊。查体:痛苦病容,腹胀腹痛拒按,左下腹压痛最著,可触及包块,舌红苔薄黄,脉弦数。

诊断:腹痛(食滞胃肠,气机不通)。

治疗:治宜理气导滞止痛。先点阑门用泻调法,气通后再泻建里,调气海;再放两带脉,再点章门、梁门、石关、巨阙均用轻泻重调法;再调上脘、中脘、建里 1 次,加治带脉与三阴交齐放(医者左手食指、中指扣住左边的带脉入里搬,大指按住阑门往下按,医者右手大指按住左腿三阴交部位的筋,轻轻拨动,以右手拇指感觉阑门部位跳动或指下有如流水感

> ※**深度解析:**本病治疗用常规脏腑点穴加治天枢、带脉与三阴交齐放法。注意放通阑门、建里,用泻调法。

即止。)使肠中浊气下降,再泻两天枢,再调气海 1 次,并压三把,引气归元,或中与阴陵泉齐放。令病儿坐起,依次治背部及督脉诸穴,重按脾俞、胃俞,加治大肠俞,推按后患儿自觉腹痛大减,欲解大便。去厕所排便后,腹痛立消,步行回家。同年 10 月随访,其父说上次推拿 1 次病愈后,再未腹痛,现健康无病。

【病案 2】房某,男,5 岁。1986 年 3 月 31 日初诊,患儿腹痛 1 年余,以脐周为著,伴有食欲不振,四肢乏力,曾驱虫未下。化验大便正常。西医院查不出病来,但患儿每天不定时腹痛。查体:面色黄,舌淡苔白厚,脉沉缓,腹软,脐周轻微压痛。

诊断:腹痛(脾虚气滞)。

治疗:治宜温中补虚,缓急止痛。用脏腑常规点穴法,先泻后补重调。推按完毕,再揉外劳宫穴 10 分钟。推按 1 次后腹痛止,食少增。共治 5 次痊愈。

◎ 儿童多动症

【病案】王某,女,6 岁。1985 年 5 月 21 日初诊。出现挤眼、皱眉、耸肩、噘嘴等不自主动作 2 月余,伴有乏力纳减,睡眠不安,烦燥易怒。查体:面黄少华,精神不振,舌红苔白,脉滑。

诊断:儿童多动症(心脾不足,阴虚阳亢,肝风内动)。

治疗:治宜健脾养心,滋阴潜阳,平肝安神。脏腑常规点穴加心俞,以养心气,宁神志。加肝俞,以镇肝息风,舒筋缓急。用轻泻、轻补、重调手法,章门用泻法。推按 3 次后,症状明显减轻,睡眠安宁,食量大增。继推 2 次后,出现挤眼皱眉动作的次数明显减少,治疗手法及穴位同前,加用攒竹、眉弓、太阳、四白、百会等穴。继推 3 次后症状全消。精神活泼,食量增加 1 倍,改用常规取穴,用调法,以巩固疗效。共治疗 2 个疗程,痊愈。

> ※**深度解析**:本病治疗用常规脏腑点穴加心俞,泻章门。

◎ 癫痫

【病案】李某,男,8岁。1972年2月25日初诊。抽风3年,在青医附院确认癫痫,服苯妥英钠不显效。发作时手足抽搐,目斜视,头向前倾,不省人事,重时每日发作20多次,曾用偏方及针灸治疗,均不奏效。因服泻药,大便日5~6次,腿软不能站立,伴有腹痛、头疼、惊悸不安、口渴。查体:面色青白,皮毛憔悴,二目无神,消瘦。舌红苔白,脉沉细。

※**深度解析:**本病治疗用常规脏腑点穴加肝俞,用轻泻、轻补、重调法。

诊断:癫痫。

治疗:治宜补中宜气,化痰定痫。处方醒脾汤与固真汤化裁,服10剂病情略减轻。遂停服汤药,改用脏腑点穴治疗,每日1次。用常规点穴法加肝俞,初用调法,3天后改用轻泻轻补重调法。推按6次,病情大有好转,癫痫一次未发。能吃能睡,面有红颜,能到室外活动。仍按原穴法继续治疗,同时加服百效丸,苯妥英钠减量用。又推按2周,病情稳定,食眠正常,二便自调。苯妥英钠减为每日半片,睡前服,继推1周后,停用苯妥英钠。治疗1月,痊愈。20天后,患儿因感冒发热,体温40℃,头疼,但未抽搐,服药治疗感冒遂愈。1年后随访,治愈后再未犯病,上学后,学习成绩中等。

疗效:临床治疗25例,年龄最小的6个月,最大的6岁。除3例病情好转后未坚持治疗外,22例全部治愈。在痊愈病例中,推拿次数最少的4次,最长2个月,一般治疗半月可痊愈。

第七章

小儿常见疾病的推拿治疗

小儿常见疾病的三字经派推拿治疗，对于儿童健康成长和一些体弱多病患儿的病情恢复都有很好的疗效，且手法简单易学，安全无副作用。推拿治疗可促进疾病的早日痊愈，使一些体弱多病的患儿体质增强，提高抗病能力，使健康儿童防患于未然。

⟨ 感 冒 ⟩

四季均有发生,尤以秋冬季最常见,多因气候突变,遭受风寒侵袭,卫表失和,肺气不宣所致。

◎ 一般感冒

【临床表现】恶寒发热,头疼体疼,鼻塞流涕,咳嗽,喷嚏,食欲不振,呕吐,有汗或无汗,便秘,溲赤等。

【治则】解表,散寒,清热。

1. 发热轻(37.5℃ ~39℃)

【治法】平肝 10 分钟,清肺 10 分钟,推天河 15 分钟,掐五指节 2~3 遍。

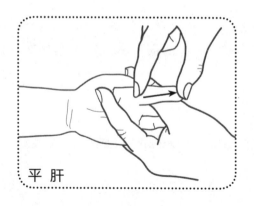

平 肝

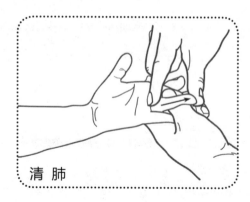

清 肺

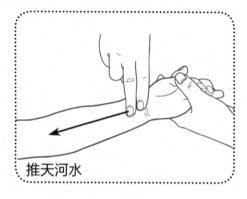

推天河水

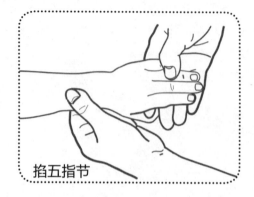

掐五指节

2. 发热重（39℃~40℃）

【**治法**】平肝清肺 10 分钟,推六腑 15 分钟,提捏大椎 5~10 次,掐五指节 2~3 遍。

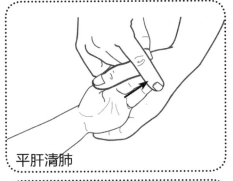

平肝清肺

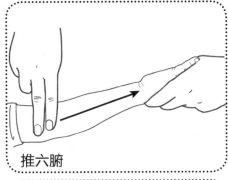

推六腑

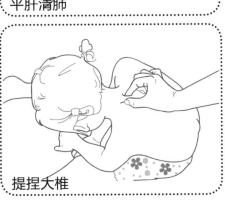

提捏大椎

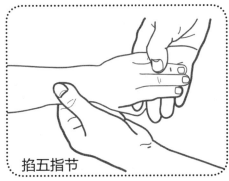

掐五指节

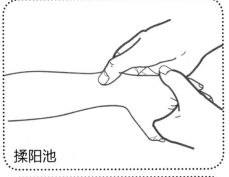

揉阳池

【**对症加减**】鼻塞加揉阳池 10 分钟;
呕吐加清胃 10 分钟;咳嗽重加运八
卦 10 分钟。

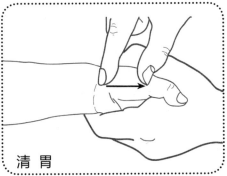

清胃

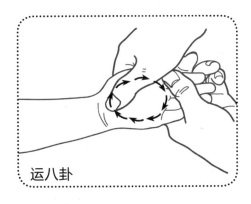

运八卦

◎ **感冒夹痰**

【**临床表现**】感冒症状兼见咳痰,舌苔微黄、腻或黏,脉浮滑数。

【**治则**】解表,祛风热,兼宽胸理气化痰。

【**治法**】平肝 10 分钟,清肺 15 分钟,推天河水 10 分钟,运八卦 15 分钟。

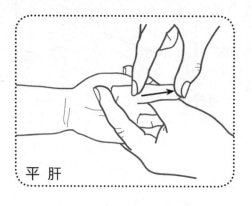

平 肝

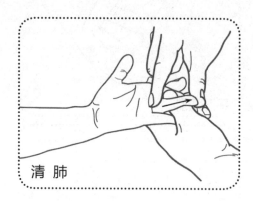

清 肺

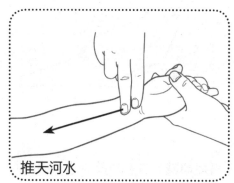

推天河水

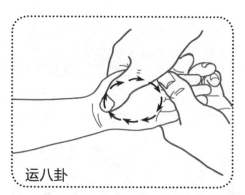

运八卦

【**对症加减**】痰盛加清补脾 10 分钟;高热加推六腑 15 分钟。

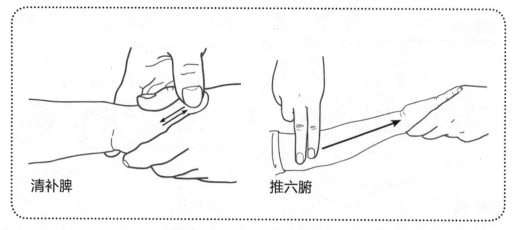

清补脾

推六腑

◎ 感冒夹惊

【**临床表现**】感冒症状兼见烦躁惊厥,高热,甚或角弓反张,苔黄偏干,脉弦数。

【**治则**】解表,祛风热,息肝风,安神镇惊。

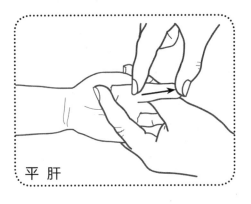

平 肝

【**治法**】平肝 30 分钟,清肺 15 分钟,
推天河水 30 分钟。

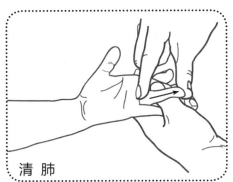

清 肺

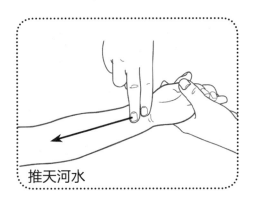

推天河水

【**对症加减**】高热加推六腑 15 分钟;如见角弓反张、目上翻、惊厥等临床表现加下
捣小天心 1~2 分钟;眼斜视,则向相反方向捣小天心 1~2 分钟。

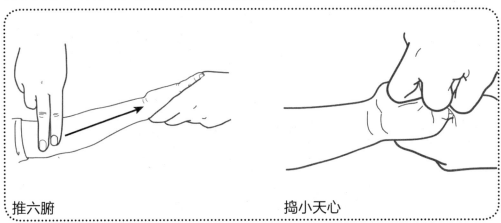

推六腑   捣小天心

◎ 感冒夹滞

【临床表现】感冒症状兼乳食停滞者,症见纳呆、吐泻、腹胀、肠鸣,舌苔黄厚,脉滑实。

【治则】解表,祛风热,兼理气化积。

【治法】平肝清肺 15 分钟,推天河水 10 分钟,运八卦 15 分钟,清脾 10 分钟。

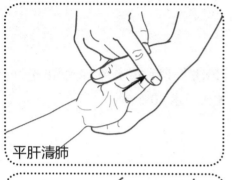

平肝清肺

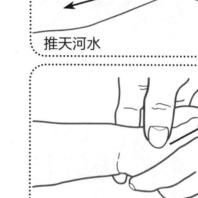

推天河水

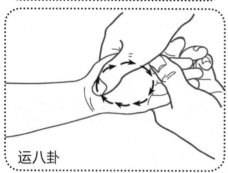

运八卦

清　脾

【对症加减】呕吐加清胃 10 分钟;
见有形食积加清大肠 10 分钟;高热
加推六腑 15 分钟。

清　胃

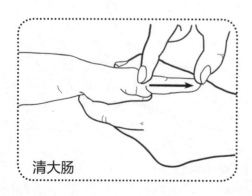

清大肠

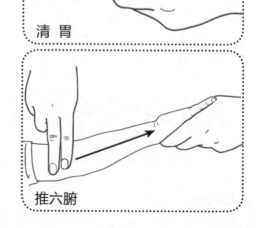

推六腑

◎ 感冒寒热往来

【**临床表现**】乍寒乍热,先寒后热,得汗则解,证属寒热错杂或邪传少阳。

【**治则**】分疏阴阳,调和气血。

用本按摩手法每天治疗 1 次,一般感冒推拿 1 次即效,推 2~3 次可愈。

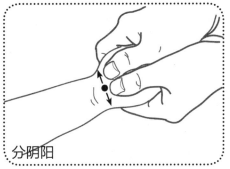

分阴阳

【**治法**】分阴阳 10 分钟,推大四横纹 10 分钟,或揉外劳宫 15 分钟。

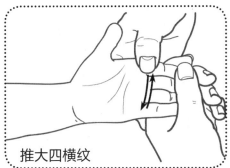

推大四横纹

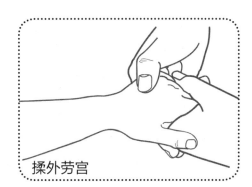

揉外劳宫

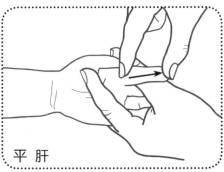

平 肝

【**对症加减**】 见少阳证,加平肝、清肺、推天河水各 15 分钟。

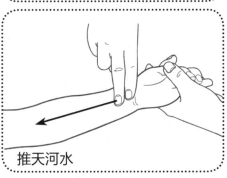

推天河水

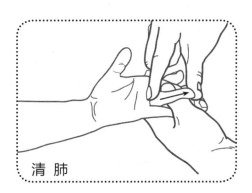

清 肺

◎ 病案举例

1. 风寒感冒

2011 年 8 月 31 日,孙某,男,4 岁。

【主症】咳嗽,流涕,体温 38.5℃,发烧 3 天,口服阿奇霉素及雾化治疗后未果。舌红,苔薄白,夜间经常磨牙,二便正常,纳食可。

【诊断】风寒感冒。

【治则】疏风解表,宣肺。

【治法】推六腑 50 分钟,推天河水 30 分钟,平肝清肺 15 分钟,揉一窝风 15 分钟。推拿约两小时,汗出后体温 37.1℃。次日磨牙轻,因洗澡重感冒发烧 39℃,改用推六腑 50 分钟、推天河水 30 分钟、平肝清肺 10 分钟、推大四横纹 15 分钟,加捏脊 5~7 遍。治疗 3 次痊愈,要求继续巩固 3 次。

2. 风热感冒

2011 年 11 月 14 日,马某,男,5 岁。

【主症】发烧,咳嗽,夜间烦躁不安,纳呆,舌尖红,二便正常,体温 38.8℃,口服阿奇霉素、地塞米松治疗,效果不佳。

【诊断】风热感冒。

【治则】清热解表,宣肺止咳。

【治法】推六腑 40 分钟,运八卦 15 分钟,平肝清肺 10 分钟,推天河水 20 分钟。推拿约 1.5 小时,出汗后体温 37.5℃。告知家长 2 小时后体温会更高,属正常现象,是体内邪热外表的过程,第二天早晨发热全退。去推六腑,继续推 3 次痊愈,后每周保健 1 次再未感冒,体重增加 1.5 千克。

◎ 感冒验方

1. 风寒感冒

【处方】生姜三片,葱头一个,芥菜一株。

用法:上药煎汤频服。

功用:祛风散寒解表。

2. 风热感冒

【处方】菊花 10 克,茶叶 3 克,双花 6 克。

用法:上药煎汤频服。

功用:辛凉解表。

·《支气管炎》·

本病可由细菌或病毒感染引起,亦可由理化性刺激(如煤烟、灰尘、冷空气刺激等)引起,按病程长短,分为急性和慢性两种。

◎ 急性支气管炎

【临床表现】 初起有感冒的临床表现,继则咳嗽加重,可有发热、胸闷、气促、食欲不振,初为干咳,以后痰渐多。

【治则】解表清肺,止咳化痰。

【治法】运八卦 10~15 分钟,平肝 10 分钟,清肺 10 分钟,清胃 10 分钟,推天河水 10 分钟。

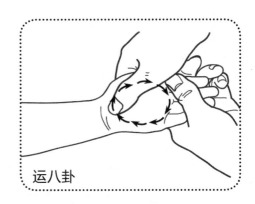

运八卦

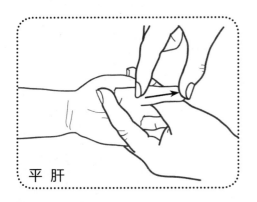

平肝

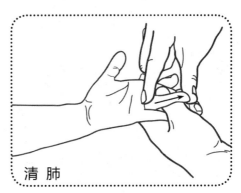

清肺

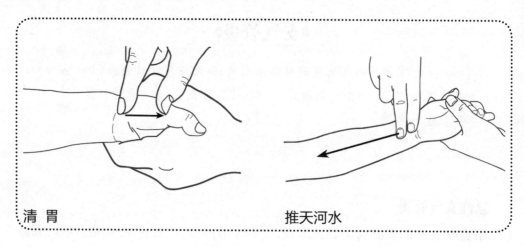

清　胃

推天河水

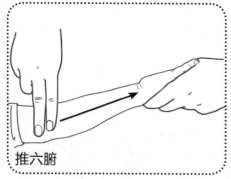

推六腑

【对症加减】1.若发热38.5℃以上,加用推六腑10分钟。

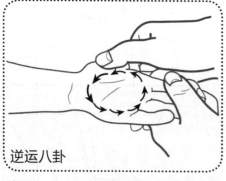

逆运八卦

【对症加减】2.若喘重运八卦可改为逆运八卦10分钟;喘重痰多,肺部有湿性啰音,去清胃,加揉小横纹10分钟;唯独喘重,少痰或无痰,肺部有干性啰音,揉小横纹改用推大四横纹10分钟。

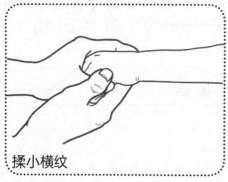

揉小横纹

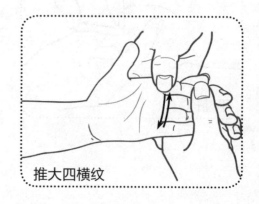

推大四横纹

◎ 慢性支气管炎

【临床表现】 急性支气管炎如反复发作可成慢性支气管炎。轻者仅早晚咳嗽,重者可有发热、咳嗽、吐痰明显、活动后喘、呼吸带哮鸣声、日渐消瘦等表现。

【治则】 健脾益气,止咳平喘。

【治法】 可先按急性气管炎治疗,推拿 2 次后改用补法:揉二人上马 10 分钟,补脾 10 分钟,平肝 5 分钟,清肺 10 分钟。

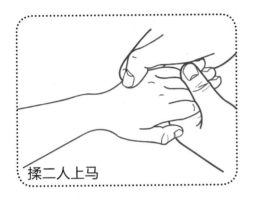
揉二人上马

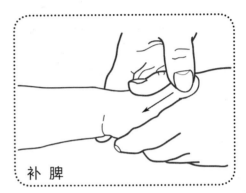
补 脾

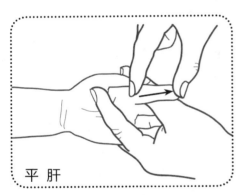
平 肝

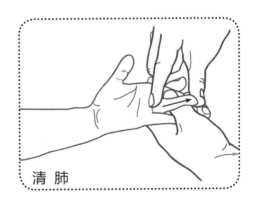
清 肺

◎ 慢性支气管炎急性发作

【临床表现】 出现发热、喘重、痰多,此是虚中夹实证。

【治则】 清补兼施。

【治法】 选择一:逆运八卦 10 分钟,揉二人上马 10 分钟,推大四横纹 10 分钟,清胃 5 分钟,推六腑 15 分钟。

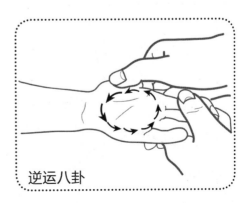
逆运八卦

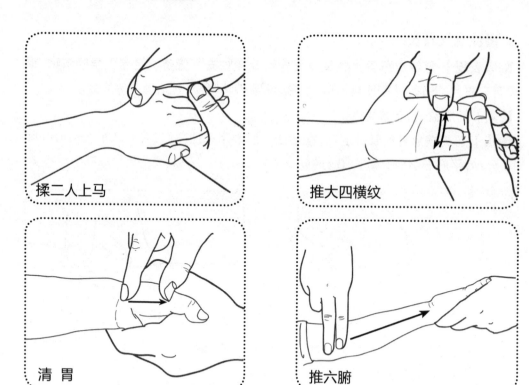

【治法】选择二:揉二人上马 10 分钟,补脾 10 分钟,清肺 10 分钟,推天河水 10 分钟。

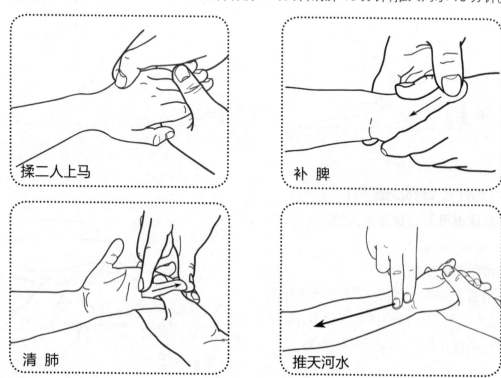

◎ 病案举例

秦某,男,3 岁。2009 年 4 月 10 日初诊。

【主症】患儿 2 天前受凉,流清涕,咳嗽有痰,量少色白,有时咳频气急,低热,体温 37.8℃,面色微黄,烦躁不安,夜间睡眠差,二便正常。舌尖红,苔白厚,指纹紫过气关,脉弦。

【诊断】急性支气管炎,证属风寒袭表,肺气失宣。

【治则】解表宣肺,化痰止咳。

【治法】顺运八卦,清肺平肝,四横纹,天河水。推拿 2 次后,咳嗽明显减轻,不发热,夜眠安宁。守上穴继续推拿 3 次而痊愈。

◎ 小儿支气管炎验方

【处方 1】霜桑叶 10 克。

用法:烧水喝。

功用:适宜于干咳少痰肺燥者。

【处方 2】桔梗、炙甘草、百部各 6 克。

用法:水煎服。

功用:适宜于咳嗽痰多者。

【处方 3】苍术、麻黄各 50 克。

用法:上药加水 500ml,再加鸡蛋 2 个同煮。鸡蛋趁热滚熨肺俞、涌泉穴(在足底,足跖屈踡足时,在足心前 1/3 的凹陷中),冷后再热,交替熨,反复 3~5 次,1 日 1~2 次,连用 2 天。

功用:燥湿宣肺化痰,适用于小儿急性支气管炎。

【处方 4】黄芩、鱼腥草各 100 克,地龙 40 克,麻黄、半夏各 20 克,荆芥、桔梗各 20 克,白芥子 10 克。

用法:碾碎,过 50 目筛,取 30 克,以鲜姜汁、蜂蜜调成直径 2 厘米大小的药饼 6 只,分贴双侧肺俞、心俞、膈俞,固定 8~12 小时,弃之。1 日 1 次,5 天 1 个疗程。

功用:清肺化痰,止咳定喘。治疗小儿急性支气管炎。

·❮ 肺 炎 ❯·

　　小儿肺炎是婴幼儿时期的常见病,在我国北方地区以冬春季多见。肺炎是由病原体感染或吸入羊水等引起的肺部炎症。主要临床表现有发热、咳嗽、呼吸急促或呼吸困难,可闻及肺部啰音。

◎ 肺炎

【临床表现】初起有发热,咳嗽,流涕,食欲不振,有时有呕吐,继则出现呼吸困难。

【治则】清肺化痰。

【治法】逆运八卦 10 分钟,平肝 10 分钟,清肺 10 分钟,揉小横纹 10 分钟,推六腑 10 分钟。

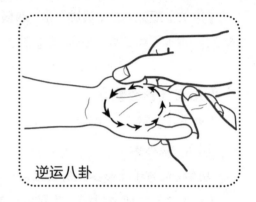

逆运八卦

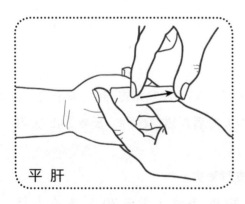

平肝

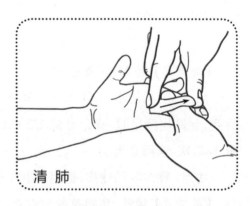

清肺

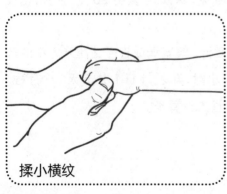

揉小横纹

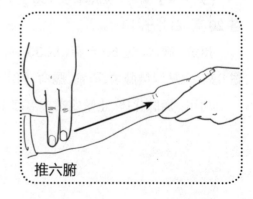

推六腑

【**对症加减**】1. 若高热引起惊厥,加捣小天心 1~2 分钟;若头痛鼻塞加揉阳池 10 分钟。

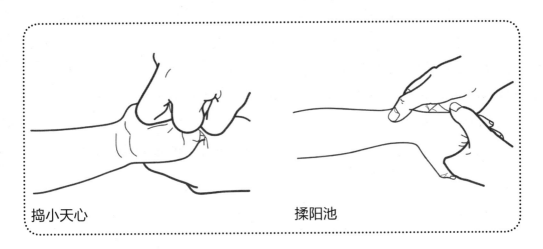

捣小天心　　　　　　　　　　揉阳池

【**对症加减**】2. 治疗后体温下降,咳喘减轻,少痰或无痰,肺有干啰音者,改用运八卦 10 分钟,平肝清肺 10 分钟,推大四横纹 10 分钟,推天河水 10 分钟。

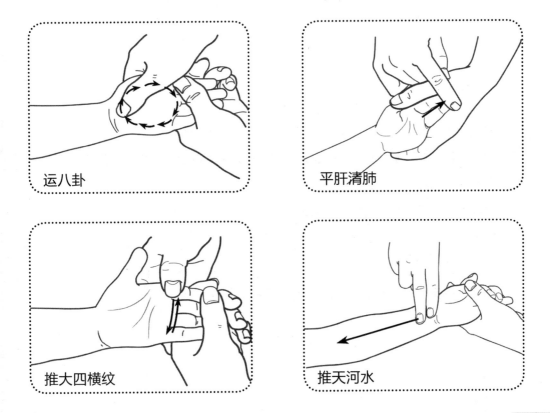

运八卦　　　　　　　　　　平肝清肺

推大四横纹　　　　　　　　推天河水

◎ 病案举例

李某,女,2 岁半。2011 年 12 月 20 日来诊。

【主症】患儿体弱,易感冒。5 天前洗澡受凉感冒,鼻流清涕,低热、咳嗽,3 天前咳喘加重,体温 38.5℃,面色苍白,喘咳痰鸣,手热足凉,食欲差,进食少,夜间烦躁,睡眠不安。曾去某医院就诊,查白细胞总数 8.7×10^9/L,中性粒细胞 45%,淋巴细胞 55%,听诊两肺呼吸音粗,右背散在中小水泡音。目前查咽红,舌红苔薄黄,指纹青紫过气关。

【诊断】急性肺炎。考虑肺气虚,风寒外侵,入内化热,痰热阻肺所致。

【治则】清热宣肺,止咳平喘。

【治法】顺运八卦、清肺平肝各 20 分钟,揉二人上马 20 分钟,推六腑 30 分钟,推拿 2 天后体温 37℃,咳喘减轻。食欲增,夜眠改善。守上穴连续推拿 3 天,患儿咳嗽轻微,不喘,精神好转,面色转红,体温正常。改穴为清天河水、顺运八卦、揉小横纹各 20 分钟,清肺平肝 10 分钟,补脾 10 分钟。连续推拿 4 天后,患儿病情基本痊愈。

◎ 肺炎验方

【处方 1】百合 10 克,白果 6 克,鱼腥草 10 克,蒲公英 6 克,杏仁 6 克,旋花根 10 克。

用法:水煎服。100~150ml,每日分 3 次服用。

功用:清肺化痰止咳。

【处方 2】麻黄 6 克,杏仁 6~10 克,生石膏 20~30 克,生甘草 3 克。

用法:水煎服。

功用:适用于外寒里热的肺炎患者。

【处方 3】葶苈子 6 克,大枣 6 克。

用法:水煎服。

功用:适用于肺实壅盛、痰多气喘的患者。

❦ 鼻 炎 ❧

鼻炎是由病毒、细菌、变应原、各种理化因子及某些全身性疾病引起的鼻腔黏膜的炎症。中医认为其多因外感风热或风寒,肺气虚寒,胆经郁热,郁久化火,上犯于鼻而致。

◎ 鼻炎

【临床表现】鼻塞,流涕。主要观察鼻涕的色、质、量、气味等。如涕量多,色白,清稀无味,多属寒。涕量多,色黄,质稠有味不重,多属热。鼻塞严重,流涕色黄绿,质稠味重,或带血迹,多属胆热移脑。

【治则】宣肺通窍,清泻肝胆。

【治法】1. 寒证:平肝10分钟,清肺10分钟,揉一窝风10分钟,揉外劳宫5分钟。

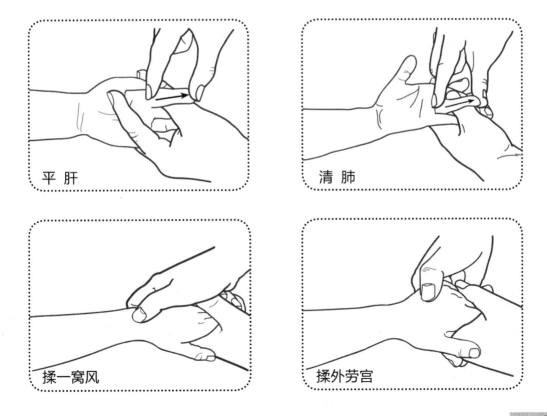

平肝

清肺

揉一窝风

揉外劳宫

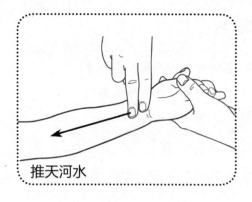

推天河水

【**治法**】2. 热证：推天河水 10 分钟，平肝清肺 10 分钟，揉阳池 10 分钟。

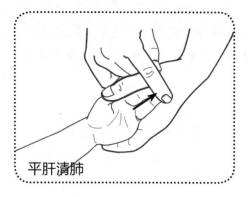

平肝清肺

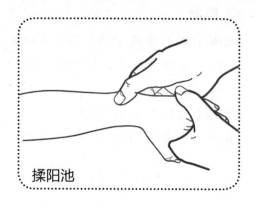

揉阳池

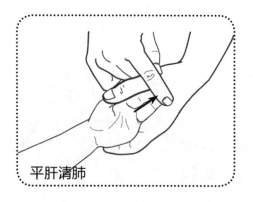

平肝清肺

【**对症加减**】流涕色黄绿，质稠味重者，取穴改用平肝清肺 20 分钟，推六腑 15 分钟，揉阳池 10 分钟。

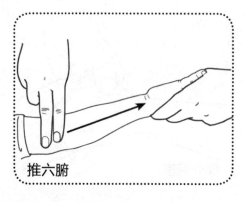

推六腑

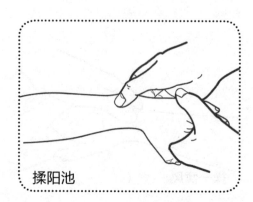

揉阳池

◎ 病案举例

2011 年 9 月 18 日,祝某,女,9 岁。

【主症】鼻塞不通,易感冒,易疲劳出汗,头痛,纳食可,口中有味,喜冷饮,大便偏干色黑,手足不温。自今年 3 月起经常感冒,起荨麻疹,舌质红,苔薄白,脉细。

【诊断】鼻炎。

【治则】疏风解表。

【治法】运八卦 15 分钟,平肝清肺 10 分钟,推天河水 30 分钟,清胃 5 分钟,推大四横纹 10 分钟,加脏腑点穴。施治后鼻塞轻,睡眠质量提高。次日上法加揉二人上马 30 分钟,推拿一周后痊愈。

◎ 鼻部保健按摩法

【按摩取穴】按揉迎香(在鼻翼外缘中点旁,当鼻唇沟中),擦鼻梁,按揉风池(当枕骨之下,胸锁乳突肌与斜方肌上端之间的凹陷处)。

【手法操作】

1. 按揉迎香穴,用两手食指面分别按揉左右迎香穴 50 次。

2. 擦鼻梁,以两手拇指背,或以食指指腹推擦小儿鼻部两侧,由迎香穴向上推擦至鼻根,往返推擦至局部发热。

3. 按揉风池,以两手的中指或食指,按揉双侧风池穴 2 分钟,力度适中,小儿稍感酸胀。

小儿鼻部保健按摩宜在睡前或清晨进行。每天操作 1~2 次。

【保健功效】通鼻窍,祛风防感冒,活气血。

◎ 鼻炎的预防调护

1. 室内常通风,避免过敏原,如螨虫、刺激性的气体、粉尘、汽车尾气等。

2. 平时要加强身体锻炼,增强抵抗力,注意寒暖适度,预防感冒。

3. 多饮白开水和果汁,减少呼吸道分泌物的堵塞,若分泌量过多,可以用热水、蒸汽雾化熏鼻。家长要学会为小儿擤鼻涕的正确方法:先堵住一侧鼻孔,擤另一侧鼻孔的鼻涕,再堵住另一侧鼻孔,把这一侧的鼻涕擤干净。

·❰扁桃体炎❱·

多由于风热邪毒从口鼻而入,侵犯肺胃二经,咽喉为肺胃之门户,首当其冲,邪毒相搏上炎,郁结于咽喉两旁所致。此病多为急性,多属实证。

◎ 扁桃体炎

【临床表现】发热或高或低,咽疼,吞咽不利,有时伴烦躁、口干、便秘。

【治则】清热解毒,利咽通腑。

【治法】平肝清肺 10 分钟,清胃 10 分钟,推天河水 20 分钟。

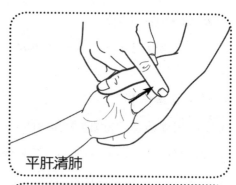

平肝清肺

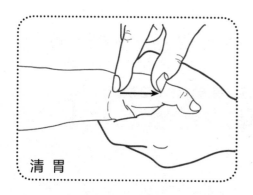

清 胃

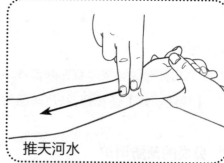

推天河水

【对症加减】热重者,去推天河水,改用推六腑 30 分钟。

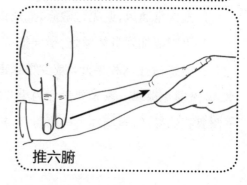

推六腑

⟪单纯性口腔炎⟫

普通口内炎症(单纯性口腔炎)多数是因上火有热引起的,
也有因消化不良,或食物太热烫伤黏膜,而致口腔内发炎。

◎ 单纯性口腔炎

【临床表现】患者多有牙龈红肿,面颊内黏膜红肿,或舌上有少量溃疡,多为白点状(俗称口苔),唾液量增多,嚼食时疼痛,所以食欲减退,吃乳时哭闹,睡眠也时常不安。发热者脉多数,其他原因者脉多无显著的改变,体温也无变化。

【治则】清泻里热。

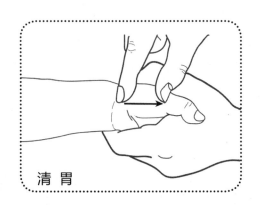

清 胃

【治法】发热者:清胃 10 分钟,推天河水 20 分钟,推六腑 10 分钟。不发热者去推六腑。

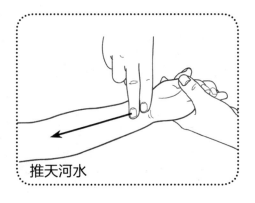

推天河水

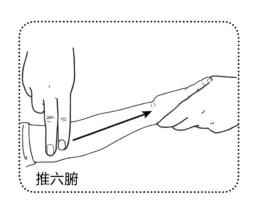

推六腑

⟨ 口 疮 ⟩·

口疮是指口腔黏膜发生的炎症性的病变,多见于上呼吸道感染、发热之后。中医认为多因内热蕴于心脾二经,循经发于口舌所致。

◎ **口疮**

【临床表现】 舌尖红赤,舌有白色溃疡,流口水,往往因疼痛而吮乳困难,重者发热,烦躁不安。

【治则】 清心泻火。

【治法】 选择一:清胃 15 分钟,推天河水 15 分钟,推大四横纹 10 分钟。

选择二:清脾 15 分钟,清胃 15 分钟,推天河水 10 分钟。

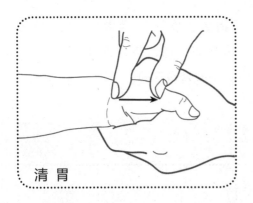

清胃

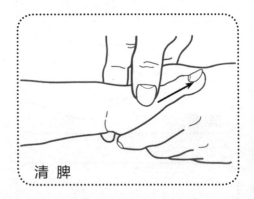

清脾

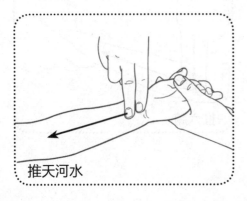

推天河水

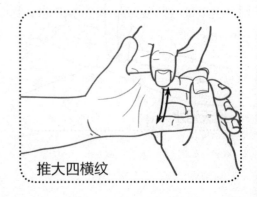

推大四横纹

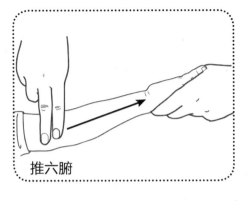

推六腑

【对症加减】发热,加用推六腑 20 分钟;流口水重,加揉小横纹 10 分钟;烦躁惊悸,加捣小天心 1~2 分钟。

另外,可外用柿霜、西瓜霜或冰硼散涂口腔。

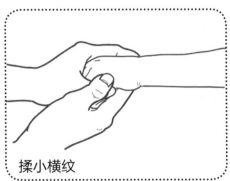

揉小横纹

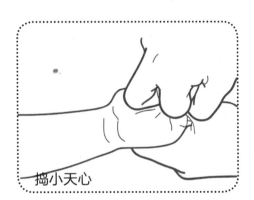

捣小天心

◎ 病案举例

梁某某,女,1 岁。2010 年 6 月 30 日初诊。

【主症】口内生疮 2 天,不敢吃奶,流口水,伴低热,大便干,烦躁,哭闹,睡眠差。查体温 38.5℃,口内及舌面有多处小溃疡,咽部充血,舌红苔白腻,指纹青紫过气关。

【诊断】口疮,乃外感风热,内伤乳食,脾胃蕴热所致。

【治则】清热泻火。

【治法】清胃 15 分钟,清脾 15 分钟,推天河水 10 分钟,推六腑 20 分钟。第 2 天复诊口疮减轻,热退。继续清脾胃各 10 分钟,推天河水 10 分钟,揉小横纹 10 分钟。推拿 3 天痊愈。

哮 喘

哮喘是一种发作性痰鸣气喘的疾病,以阵发性哮鸣气促、呼气延长为特征,多与肺、脾、肾三脏有关,其病机多为本虚标实,一般急性发作期以邪实为主,缓解期以正虚为主。

◎ 哮喘

【**临床表现**】寒证者咳喘哮鸣,吐痰清稀,面色㿠白,形寒怕冷;热证者咳喘哮鸣,痰色黄稠,口干咽燥或有发热。缓解期,面色㿠白,神疲乏力,自汗,食少便溏,形寒怕冷。

【**治则**】寒证宜温肺化痰,降逆平喘;热证宜清热化痰,降逆平喘;缓解期宜健脾补肾纳气。

【**治法**】1.寒证哮喘:逆运八卦15分钟,揉外劳宫10分钟,推大四横纹10分钟,清肺5分钟。

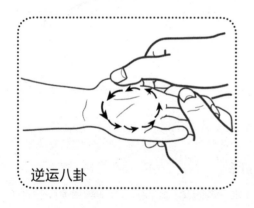

逆运八卦

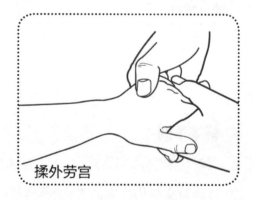

揉外劳宫

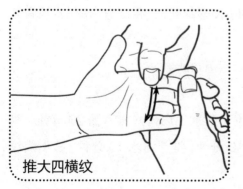

推大四横纹

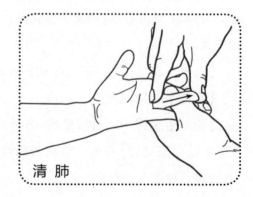

清肺

【**治法**】2.热证哮喘:逆运八卦15分钟, 推天河水10分钟,推大四横纹10分钟。

【**治法**】3.缓解期:揉二人上马15分钟,清补脾15分钟,运八卦10分钟。

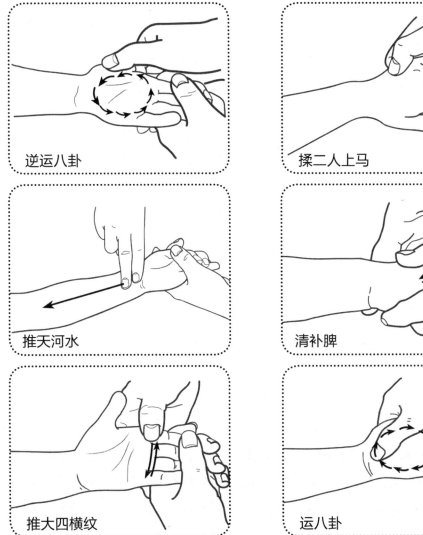

逆运八卦

揉二人上马

推天河水

清补脾

推大四横纹

运八卦

【**对症加减**】 如热重,去推天河水改用推六腑15分钟。

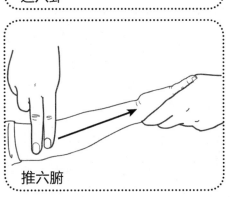

推六腑

◎ 病案举例

【病案 1】袁某,男,3 岁。2006 年 9 月 5 日初诊。

【主症】患儿哮喘时作近 1 年,每因感冒而发。2 天前受凉诱发哮喘,咳吐清稀黏痰,喉间痰鸣,憋气,夜间喘咳较重不得平卧,面色苍白,精神不振,乏力,大便干,2 日未大便。用西药治疗效果不明显。舌淡红,苔薄白,脉数。

【诊断】哮喘。

【治则】清肺降气,化痰平喘。

【治法】逆运八卦 20 分钟,推大四横纹 15 分钟,揉外劳宫 10 分钟,清肺 5 分钟,推六腑 10 分钟。推拿 1 次后复诊,大便 1 次,病情好转,咳喘减轻,呼吸顺畅。按原穴继续推拿 2 次,咳喘轻微,吐痰爽利,面色红润,二便正常。改穴:运八卦、推天河水、揉二人上马各 10 分钟,清肺 5 分钟,推拿 3 次,哮喘痊愈。

【病案 2】张某,女,10 个月。2010 年 11 月 30 日初诊。

【主症】咳喘 2 天。喘咳时伴哮鸣音,有痰鸣声,咳吐不出,时憋气,入夜尤甚,低热,食欲差,饮食呕吐,小便黄,大便干。听诊肺部有哮鸣音,X 光片显示:肺纹理粗乱,诊断为喘息性支气管炎,用药不详,治疗未效。来诊时面色黄,舌淡红苔白。

【诊断】哮喘。

【治则】清肺化痰,止咳平喘。

【治法】逆运八卦 20 分钟,揉二人上马 15 分钟,推大四横纹 10 分钟,推天河水 10 分钟,推六腑 10 分钟。推拿 2 次,白天咳喘减轻,无哮鸣音,夜间仍喘,烦躁不安,大便 1 次,略稀。守上穴加清补脾 10 分钟,继续推拿 2 次,喘咳减轻,纳差,未再呕吐。改逆运八卦 10 分钟,揉二人上马 10 分钟,补脾 10 分钟,推大四横纹 10 分钟。推 3 次,病情明显好转,喘咳轻,饮食增加,大便正常。继续推拿 3 次,咳喘全消,饮食正常,夜眠安。

· 脘腹痛 ·

　　小儿腹痛较为常见,部位不定,病因非一,总由气机遏阻,血瘀气滞,因而作痛。疼痛部位在中脘,或近两胁处,或绕脐,或在脐下。小儿肠胃功能尚弱,运化无力,内外干扰,皆能致痛,或受寒邪,或因郁热,或由食积气滞,或由跌仆血瘀,或由虚冷,病因较多。

◎ 气郁腹痛

【临床表现】 小孩因故哭叫,家人抑制使其不能发泄,或强以乳食,迫使小儿止哭入睡,睡中时作痉挛性长息,易患胸胁痛,甚至发热,一般皆以为腹痛,以痛时身体扭动为特征,或见呃逆,舌苔滞(苔与舌质不分),脉弦紧。

【治则】 理气止痛。

【治法】 平肝15分钟,运八卦15分钟,推大四横纹10分钟,揉板门10分钟。

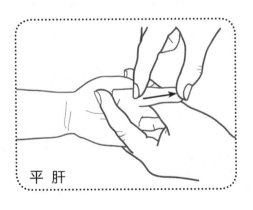

平　肝

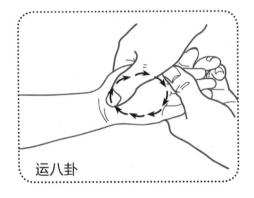

运八卦

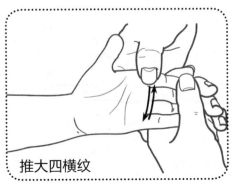

推大四横纹

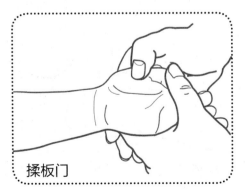

揉板门

◎ 食积腹痛

【临床表现】饮食不节,零食无度,食积不消,而易生热,且致气机郁滞,肠鸣辘辘,扪有散块,或见呕吐,得泻痛减,苔厚,脉滑数。

【治则】消导,清热,止痛。

【治法】平肝10分钟,清胃10分钟,清脾10分钟,运八卦15分钟,揉板门15分钟,清大肠15分钟。

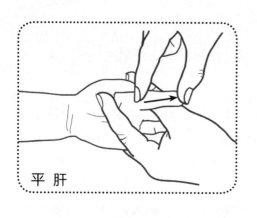

平 肝

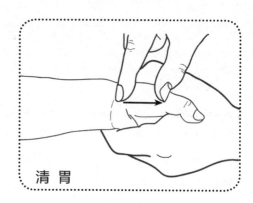

清 胃

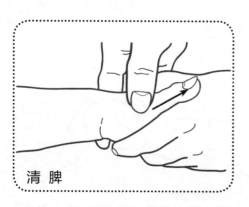

清 脾

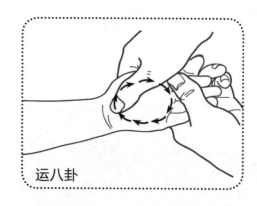

运八卦

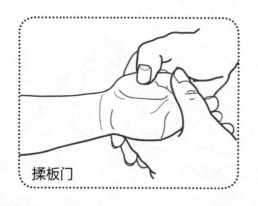

揉板门

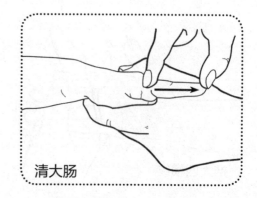

清大肠

◎ 寒性腹痛

【**临床表现**】感受寒邪,脐腹为风寒所侵,或当风进食,或恣食生冷瓜果,寒邪滞于肠胃,寒凝收引,不能通和,因而作痛。痛多绕脐,思热饮,喜暖,舌苔薄白,脉象沉紧或迟。

【**治则**】温中散寒,理气止痛。

【**治法**】揉一窝风 10 分钟,揉外劳宫 10 分钟,揉板门 15 分钟,运八卦 15 分钟,推天河水 10 分钟。

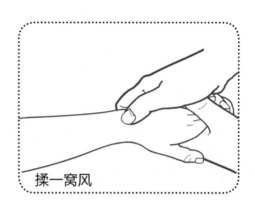
揉一窝风

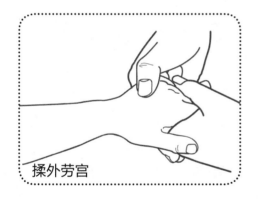
揉外劳宫

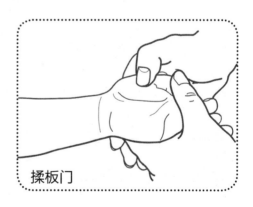
揉板门

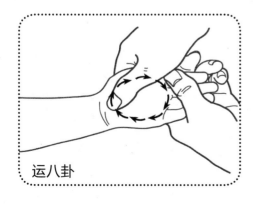
运八卦

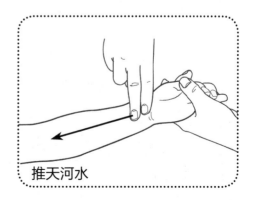
推天河水

【**对症加减**】 如为有形寒积,
可加清补大肠 10 分钟。

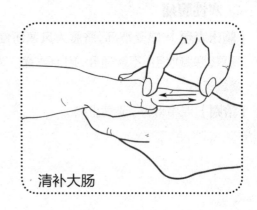

清补大肠

◎ **热性腹痛**

【**临床表现**】热邪内郁,腹痛,腹外部扪之亦热,肠鸣作呕,舌苔黄腻,脉滑濡而数。

【**治则**】散热,和胃肠,止痛。

【**治法**】平肝 10 分钟,清胃 10 分钟,推天河水 10 分钟,揉板门 15 分钟。

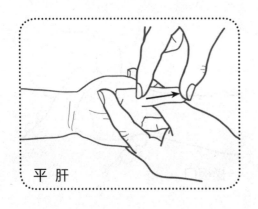

平 肝

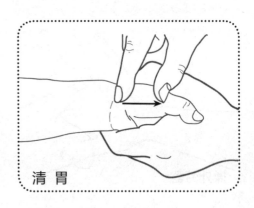

清 胃

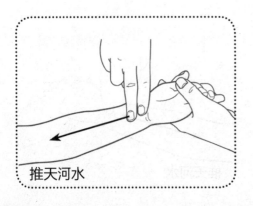

推天河水

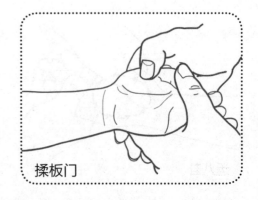

揉板门

◎ 肠套叠腹痛

【**临床表现**】 患儿不进食也腹痛,无矢气,大便闭,腹肌紧张,舌色淡,脉沉细涩。此为元阳不足,阴气凝郁,气机阻滞所致。

【**治则**】助元阳。

【**治法**】揉外劳宫(手法力量加重)20分钟,清脾10分钟,清胃10分钟,清大肠 15分钟,推大四横纹15分钟,肠套叠开后用清补脾善后10分钟。

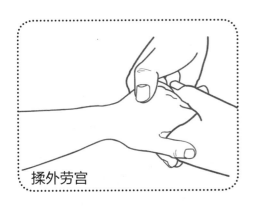

揉外劳宫

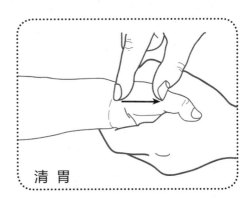

清 胃

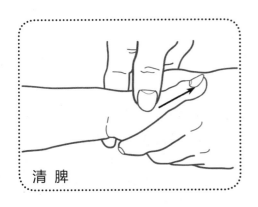

清 脾

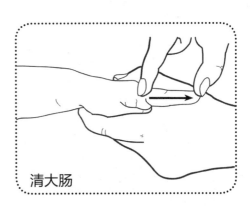

清大肠

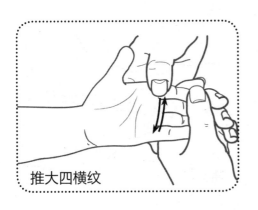

推大四横纹

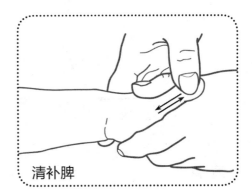

清补脾

◎ 蛔虫腹痛

【**临床表现**】痛时上身扭动,下唇内口腔黏膜扪之如沙砾状。小儿好挖鼻孔,目下视白睛有靛青色藻状花纹,时或吐蛔。蛔遇寒上窜胆道,得暖则退行,用宽展胆道之穴,并以下行之穴位助之,同时暖胃止痛,可得缓解,续推数次可以不发,但有内热者效果不显,后仍需用药驱蛔。

【**治则**】温暖肠胃,宽利胆道,引蛔下行。

【**治法**】第一次,揉外劳宫 15 分钟,平肝 15 分钟。

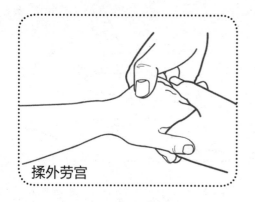

揉外劳宫

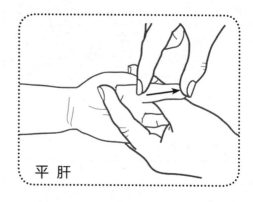

平肝

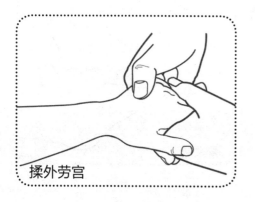

揉外劳宫

【**治法**】第二次,揉外劳宫 15 分钟,清胃 10 分钟,清大肠 10 分钟。

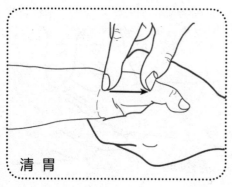

清 胃

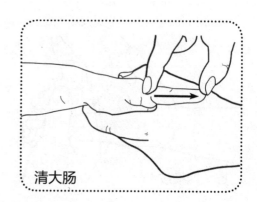

清大肠

◎ 瘀血腹痛

【**临床表现**】小儿跌仆较重,时见微热,痛在胸腹,痛时身体不动或少动,印堂青,舌偏青黯,脉紧涩。

【**治则**】活血化瘀,止痛。

【**治法**】推大四横纹 10 分钟,揉外劳宫 10 分钟,揉板门 15 分钟,推天河水 10 分钟。

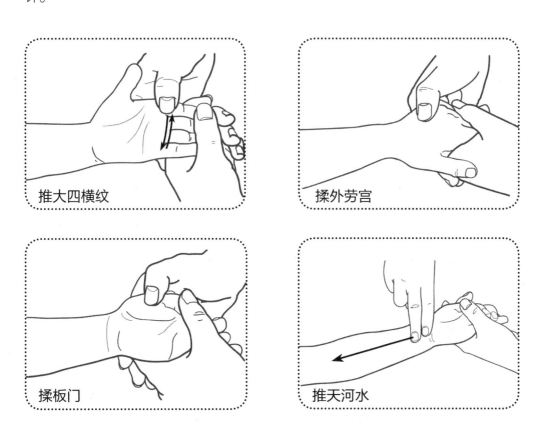

推大四横纹　　揉外劳宫　　揉板门　　推天河水

◎ 虚寒腹痛

【**临床表现**】小儿倦怠纳呆,四肢无力,时见厥冷,睡觉时喜俯身而卧,正之仍俯,眠中露睛,腹部喜按喜热敷,必为慢性隐痛而患儿不能自诉,面色苍白,舌苔淡薄白,脉沉缓,久成慢惊。

【**治则**】温中,健脾,止痛。

【**治法**】揉外劳宫 15 分钟,清补脾 10 分钟,揉板门 15 分钟,推大四横纹 10 分钟。

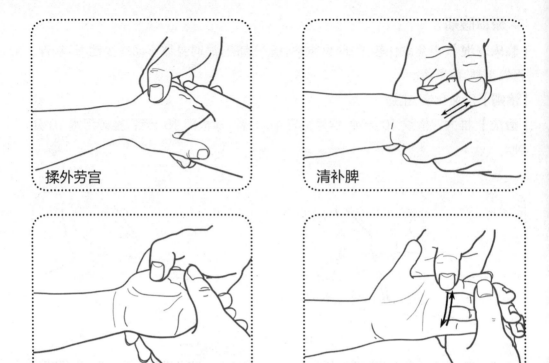

揉外劳宫　　　　　　清补脾

揉板门　　　　　　　推大四横纹

◎ 病案举例

【病案 1】方某,女,2 岁半。2008 年 4 月 16 日初诊。

【主症】腹痛 1 天。昨晚饮食较多,夜间腹痛,时时哭闹,蜷卧难眠,二便正常。来诊时面红唇干,腹胀、疼痛喜按,舌红苔厚腻,指纹青紫。

【诊断】腹痛,食积气滞。

【治则】消食导滞,理气止痛。

【治法】运八卦 15 分钟,清脾胃 10 分钟,推六腑 10 分钟。推 1 次腹痛止,腹胀减轻,大便 1 次,量多。推 2 次痊愈。

【病案 2】谢某,男,3 岁。2011 年 3 月 10 日来诊。

【主症】腹痛时作 8 个月。患儿形体偏瘦,体质较弱,平时食欲不振,饮食较少,不爱动,经常诉腹痛,时作时止,隐隐作痛,喜暖喜按,大便稀,小便正常。来诊时面色黄,舌淡苔白,脉沉细,腹部软,无压痛。

【诊断】腹痛,脾胃虚寒型。

【治则】健脾补虚,温中止痛。

【治法】揉一窝风 10 分钟,揉外劳宫 10 分钟,揉板门 15 分钟,运八卦 10 分钟,推天河水 10 分钟。推拿 3 次后,病情好转,腹部一直未痛,食量增加。上法去揉板门,改清补脾 10 分钟,推拿 5 次,一直未出现腹痛,精神活泼,面色转红润,食欲好,二便正常。

◎ 中药贴敷治疗

【处方】木香 12 克,丁香 12 克,沉香 12 克,香附 8 克,陈皮 12 克,白芍 12 克,生姜 6 克,小茴香 20 克。

【选穴】腹部痛处。

【用法】将药物捣烂或研细末,炒热后贴敷患处。

【辨证配方】

1. 寒湿腹痛:上方加桂枝 12 克,艾叶 30 克。选穴:命门(第 2 腰椎棘突下凹陷中)。

2. 热结腹痛:上方加冰片 3 克,樟脑 3 克。选穴:期门(在胸部,当乳头直下,第 6 肋间隙,前正中线旁开 4 寸)。

3. 虫积腹痛:上方加槟榔 12 克,百部 6 克。选穴:血海(屈膝,在大腿内侧,髌底内侧端上 2 寸,当股四头肌内侧头的隆起处)。

【注意事项】

1. 注意腹部保暖,避免寒邪、湿热之邪侵袭腹部。

2. 注意饮食卫生,不宜过食生冷瓜果,少喝冷饮。

3. 热结脘腹引起腹痛,不宜用炒热的药物贴敷,待冷后贴敷为宜。

【民间单验方】

1. 葱白 60 克,和盐炒热后,敷贴或熨烫肚脐处。

2. 槟榔 12 克,枳实 10 克,莱菔子 10 克。将药物研细末,调拌醋,敷贴患处。

3. 香附 20 克,法罗海 12 克,陈皮 6 克,冰片 3 克。将药物研细末,调拌凡士林,敷贴肚脐。

· 呕 吐 ·

小儿呕吐,病因非一,总因脏腑气血失和,胃失和降,反而上逆,或干呕或吐食,久则脾胃正气虚损,导致营养不良,而生他变,必须审证求因,及时治疗。小儿呕吐,寒热虚实皆有。食积胃肠、胃阴不足、跌仆受惊等各种刺激使胃气不得和降,皆可致呕吐。

◎ 伤食呕吐

【临床表现】乳儿喂乳过量,或过食甜腻食物以及难消化食物,食滞积于中脘,每见食乳中间忽然呕吐,或见喷溢状呕吐,往往无呕恶之声,故有时不名呕而称吐乳吐食,古称有物无声曰吐,即指此种。舌苔厚,脉弦滑。

【治则】消积,降逆止吐。

【治法】揉板门 15 分钟,运八卦 15 分钟,清胃 10 分钟,清补脾 10 分钟。

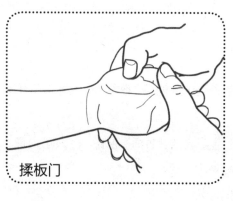

揉板门

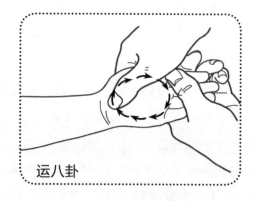

运八卦

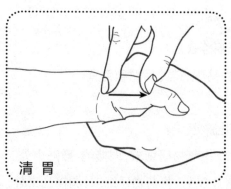

清胃

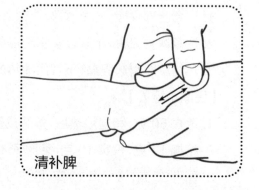

清补脾

◎ 胃热呕吐

【临床表现】 烦躁口渴,腹内热,恶心,食入即吐,吐物酸腐,大便臭秽或见秘结,唇赤,舌质红,苔黄,脉象滑数有力。

【治则】 清胃,和中,降逆。

【治法】 清胃 15 分钟,平肝 10 分钟,推天河水 10 分钟,运八卦 15 分钟。

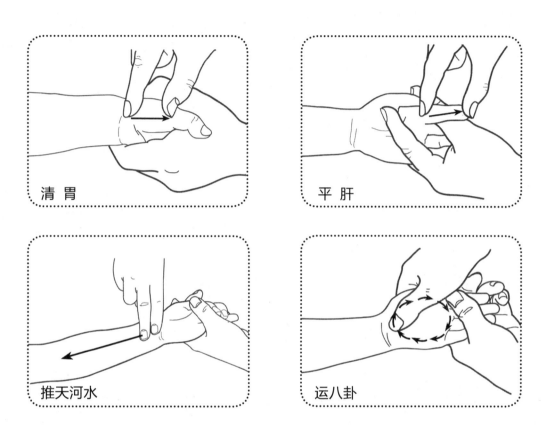

清 胃	平 肝
推天河水	运八卦

【对症加减】 腹痛加揉板门 15 分钟;便秘加清大肠 10 分钟。

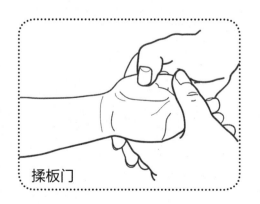

揉板门

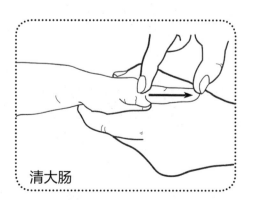

清大肠

◎ 阴虚呕吐

【**临床表现**】病伤气阴,热耗胃津,胃不得濡,不能润降,厌食,呃逆干呕,古称有声无物曰哕,即指此种。得食则胃燥不受,反见呕吐,胃阴更耗,必生内热,又称虚火呕吐。

【**治则**】清补脾胃,降逆止呕。

【**治法**】揉二人上马 10 分钟,揉板门 15 分钟,清胃 10 分钟,运八卦 15 分钟,清补脾 15 分钟。

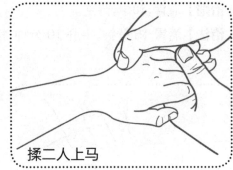

揉二人上马

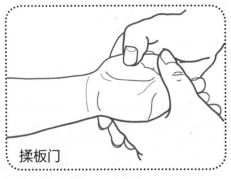

揉板门

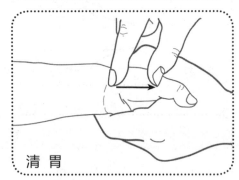

清胃

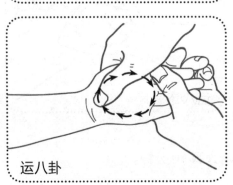

运八卦

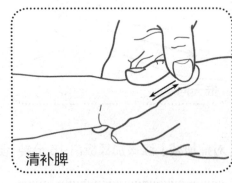

清补脾

【**对症加减**】生虚热者加推天河水 10 分钟。

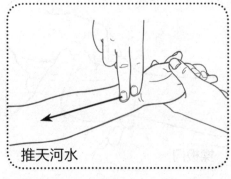

推天河水

◎ 夹惊呕吐

【**临床表现**】跌仆受惊,或食时被惊,或痰热上扰,食随气逆,常见痉挛、喷射性呕吐。或痰热上涌,气血逆乱,蛔虫不安而上扰,有时吐蛔,皆属此类。兼见恶心时作,呕吐黏涎,夜眠多惊,抽搐,或手足蠕动,易成惊风。

【**治则**】平肝镇惊,清热降逆,化痰止呕。

【**治法**】平肝 10 分钟,清胃 10 分钟,运八卦 15 分钟,揉板门 15 分钟,推天河水 10 分钟,揉外劳宫 10 分钟。

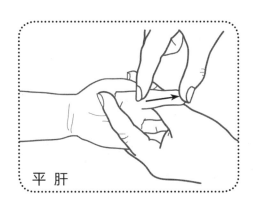

平 肝

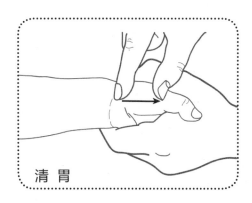

清 胃

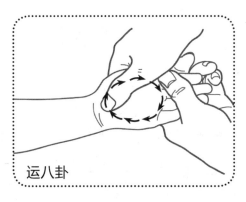

运八卦

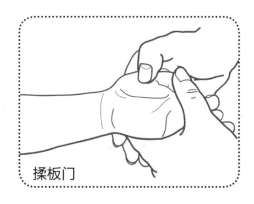

揉板门

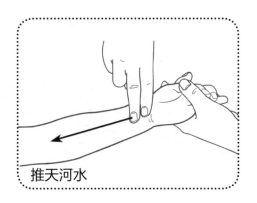

推天河水

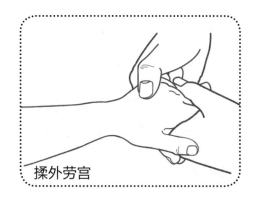

揉外劳宫

◎ **胃寒呕吐**

【临床表现】小儿素体脾胃虚弱,中阳不足,又因恣食生冷瓜果,寒滞中脘,或感寒邪,客于胃肠,滞阻升降之机,以致胃气上逆,食后移时方呕,可朝食暮吐,吐物无腐气,腹多寒痛,或伴腹泻,舌淡苔白,脉弦迟或沉紧。

【治则】温中降逆,驱除寒积。

【治法】揉外劳宫 15 分钟,揉板门 15 分钟,平肝 10 分钟,清胃 10 分钟,运八卦 15 分钟。

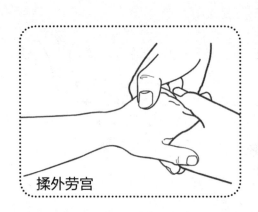

揉外劳宫

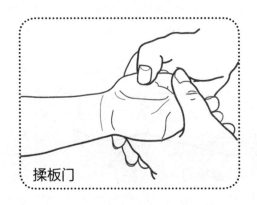

揉板门

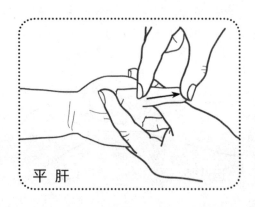

平肝

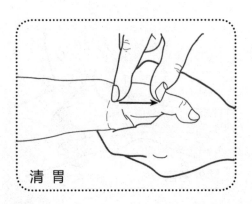

清胃

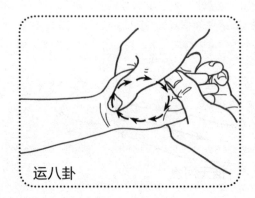

运八卦

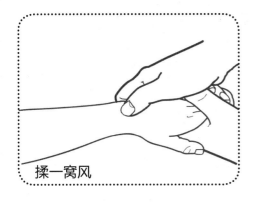

揉一窝风

【对症加减】 外中寒邪致腹痛,加揉一窝风 15 分钟;有形寒积加清大肠 15 分钟;寒伤脾胃加清补脾 10 分钟,兼冷泻亦同。

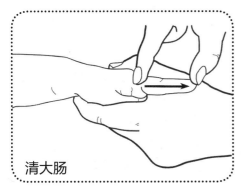

清大肠

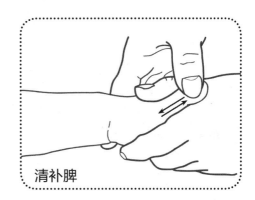

清补脾

◎ **病案举例**

高某,男,10 岁,2011 年 8 月 9 日初诊。

【主症】晚进食炸肉、虾、可乐、冰糕引发呕吐 7 次,开始吐所进食物,味道腐臭,后进水也吐,伴发热、腹疼,体温 38℃。

【诊断】呕吐。

【治则】积滞化热,胃失和降。

【治法】运八卦 20 分钟,清胃 15 分钟,推六腑 60 分钟,揉板门 20 分钟。推拿约 2 小时。次日早进米汤,未吐。继续用上穴,推拿时间减半。第三天去推六腑改推天河水 30 分钟,继推 3 次痊愈。

◈ 呃 逆 ◈

呃逆是指气逆上冲,以喉间呃呃作声为特征的一种病症。其虽属胃病,但与肺、肝、肾等脏有关,多因寒热相搏,胃气上逆动膈而致。本节讨论的是以单纯出现的持续性呃逆为主,若在其他疾病过程中出现亦可参考。

◎ 呃逆

【临床表现】 如呃声持续高亢、有力者多属实证,有时伴口臭、烦渴、便干等热象。呃声低怯无力而断续者,多属虚证,有时伴食少便溏、手足不温。

【治则】 和胃降逆。

【治法】 1. 实证有热者:运八卦 10 分钟,清胃 10 分钟,推六腑 15 分钟。

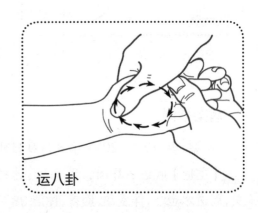

运八卦

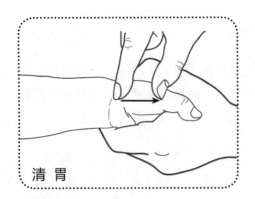

清 胃

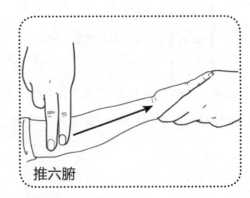

推六腑

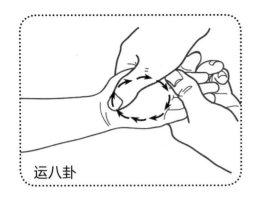

运八卦

【**治法**】2. 虚证有寒者:运八卦 10 分钟,揉外劳宫 10 分钟,清补脾 15 分钟。

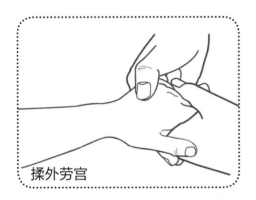

揉外劳宫

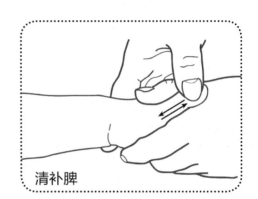

清补脾

◎ 呃逆验方

1. 胃寒呃逆

【处方】刀豆 12 克。

用法:煎汤饮。每日饮 3 次,每次饮 3~5 汤匙。

功效:散寒,止呃逆。

2. 胃热呃逆

【处方】柿蒂 6 克。

用法:煎汤饮。每日早、中、晚饮用,每次饮 3~5 汤匙。

功效:散逆气,下哕气。

3. 胃虚呃逆

【处方】荔枝 10 克。

用法:煎汤饮。每日饮 3~5 次,每次饮 3~5 汤匙。

功效:利咽,治呃逆。

4. 胃实呃逆

【处方】甘蔗汁适量。

用法:加热温服。每日服 3 次,每次 3~5 汤匙。

功效:下气,生津,止呃逆。

厌 食

又名"恶食",是指小儿食欲不振,甚至不思饮食,日久精神疲惫,体重减轻,抗病力弱。厌食产生的原因一般为乳食不节伤及脾胃,或禀赋不足,脾胃虚弱等。厌食往往不是一个独立的病症,而是常常发生于其他疾病的过程中或疾病后。因此,临床上要参见其他症状。

◎ 厌食

【临床表现】厌食或拒食,食之无味,面色无华或萎黄,形体偏瘦,大便不成形,或次数多,或夹不消化食物。

【治则】健脾和胃,消食化积。

【治法】运八卦 10 分钟,清胃 10 分钟,推天河水 10 分钟,推大四横纹 10 分钟。

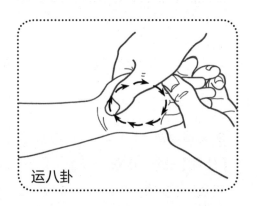

运八卦

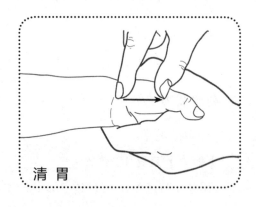

清胃

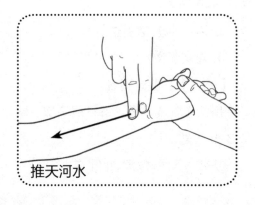

推天河水

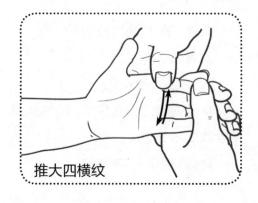

推大四横纹

【**对症加减**】如属脾胃虚弱,可去清胃,改用清补脾 10 分钟,加捏脊 5~7 遍。

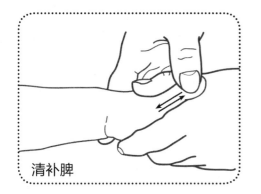

清补脾

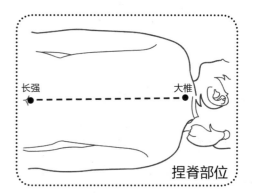

长强   大椎

捏脊部位

捏脊手法:用拇指与食指、中指相对提捏脊背正中肌肉,从大椎穴至长强穴自下而上捏 5~7 遍。

◎ **病案举例**

贺某,男,3 岁。2007 年 4 月 21 日初诊。

【**主症**】患儿 1 岁停止母乳喂养后一直食欲不振,每餐进食量少,形体偏瘦,大便干,2~3 日 1 次,面色黄,精神尚可,舌淡红,苔薄白。

【**诊断**】厌食症。

【**治则**】健脾助运,和胃消食。

【**治法**】运八卦 15 分钟,清补脾、推天河水、推大四横纹各 10 分钟,推拿 3 次后,食欲稍增,进食量稍增,继续运八卦 10 分钟,清补脾、推大四横纹各 10 分钟,加捏脊 5 遍,推拿 10 次,食欲明显好转,食量与同龄儿童相同,体重增长,面色红润。

❖ 疳 积 ❖

本病主要是由于母乳不足或喂养不当所致。早产,或长期生病,如腹泻、慢性痢疾、结核病等,也是常见的致病原因。

◎ 疳积（小儿营养不良）

【临床表现】 面色青黄,肌肉消瘦,皮毛枯燥,肚大坚硬,青筋暴露,懒进饮食,大便臭秽（长期消化不良所致）,小便混浊。

【治则】 消导攻积,补脾健胃。

【治法】 揉二人上马 15 分钟,补脾 15 分钟,平肝 5 分钟。

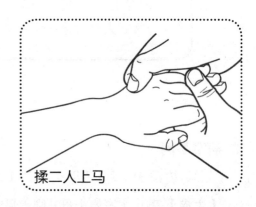

揉二人上马

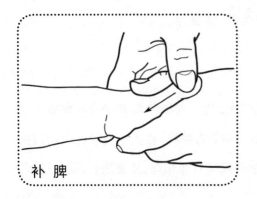

补脾

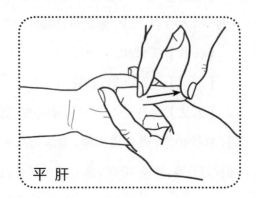

平肝

【对症加减】 腹胀重,加推大四横纹
10 分钟;有痰者,加运八卦 10 分钟;
腹痛明显者改用揉外劳宫 15 分钟,
补脾 15 分钟,平肝 5 分钟。

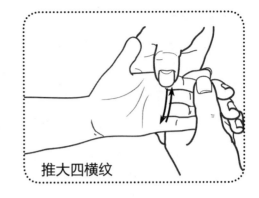

推大四横纹

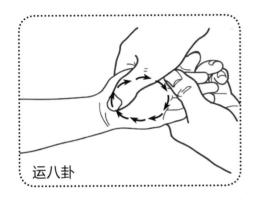

运八卦

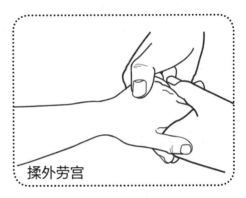

揉外劳宫

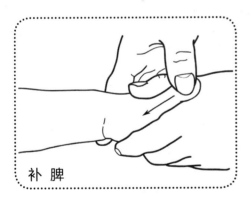

补 脾

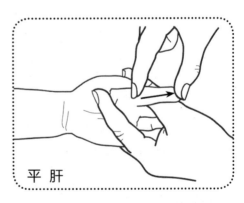

平 肝

以上疗法加刺四缝穴,隔日针一次,对
疳积有特效。
四缝穴位于食指、中指、无名指、小指
四指的中节纹的中点。针刺四缝穴可
以清热除烦,通调百脉,治疗疳积,特
别适用于烦躁明显者。

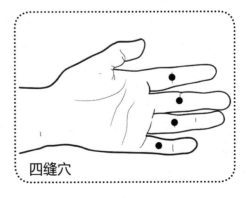

四缝穴

◎ 病案举例

郑某,男,12 岁,2011 年 8 月 1 日初诊

【主症】胃纳欠佳,进食不香,曾在当地医院检查,无明显异常。从 2009 年 8 月起,易感冒,疲乏无力,大便偏干,夜间有时遗尿,手足心热,舌红,苔少,脉细。患儿身材瘦小,面色无华,鸡胸,肋缘外翘。

【诊断】疳积,积滞伤脾。

【治则】补脾和胃。

【治法】运八卦 20 分钟,清补脾 30 分钟,揉二人上马 40 分钟,推天河水 20 分钟,加脏腑点穴及捏脊 7 遍。第一天推拿两次,晚上有饥饿感。第二天治疗同前,清补脾改为补脾 30 分钟,加推大四横纹 15 分钟。第三天推拿后患儿精神愈佳,面色略见红润。告知家人照此法施治,一个月后体重增加了约 2.5 千克。

◎ 疳积的预防

1. 多晒太阳(日光浴);多呼吸新鲜空气(空气浴)。

2. 多食蔬菜、水果(宜食多种多样的蔬菜和水果)。

3. 常按摩(以搓热之手掌,按摩头、颈、上肢、腰背、下肢、胸腹)。

4. 掌揉推(以搓热之手指,揉推眼、鼻、唇、耳、手心、足心)。

功用:调和气血,通经活络,调节脏腑,舒展筋骨,豁达官窍,强化肌肤。

按:小儿疳积,多系调养不力,保健不善而酿成。因小儿脏腑柔弱,器官细薄,且正处于发育时期,故调养宜缓,不宜急。食物滋养,宜合五味;食物种类,宜防偏食;小儿保健,益寓其中矣。

◎ 疳积验方

1. 艾叶 60 克,胡椒 3 克。将药物研末后,加酒 12 克,敷贴肚脐。

2. 白矾 6 克,研末,调拌醋、面粉,敷贴涌泉穴(见 87 页)。

3. 巴豆仁 12 克,甜瓜子 12 克,朱砂 3 克。将药物研细末,用麻油调拌成药饼,敷贴印堂、中脘穴。

4. 栀子 12 克,桃仁 8 克,杏仁 8 克,芒硝 6 克,大黄 6 克。将药物研细末,调拌面粉、鸡蛋清,敷贴肚脐。

⟨自汗、盗汗⟩

　　所谓自汗,是不因活动、炎热或衣服过厚等原因而汗出不已,多因卫气不固、津液外泄所致。盗汗则是睡中汗出,醒后即收,收后不恶寒,反觉烦热,多由于阴虚热扰,心液不能敛涩所致。由于汗症发越阳气,外泄阴液,故能影响阳气的盛衰和津液的消长。

◎ 自汗、盗汗

【临床表现】 自汗:经常汗出,动则尤甚,形寒肢冷,神疲乏力,易感冒。

盗汗:睡时汗出,醒后自止,五心烦热,精神萎靡,舌红少苔。

【治则】 自汗,益气固表止汗。盗汗,益气养阴止汗。

【治法】 1. 自汗:揉二人上马 15 分钟,清补脾 10 分钟,运八卦 10 分钟,清肺 5 分钟。

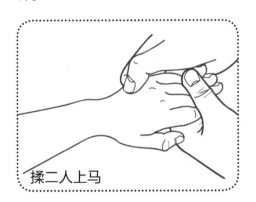

揉二人上马

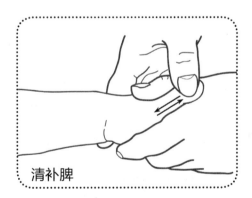

清补脾

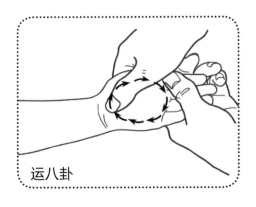

运八卦

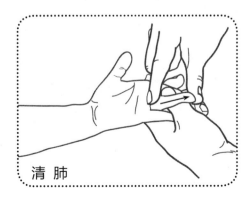

清肺

【**治法**】2.盗汗:运八卦10分钟,揉二人上马10分钟,推天河水10分钟,平肝5分钟。

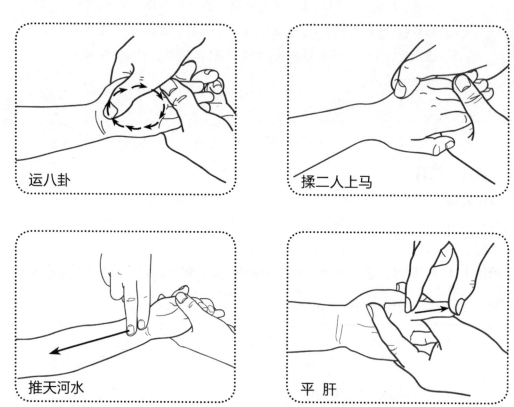

运八卦

揉二人上马

推天河水

平 肝

◎ 小儿盗汗的护理

1. 对易于盗汗的小儿,应多晒太阳,多进行户外锻炼,以增强体质。

2. 小儿盗汗以后,要及时帮其擦干皮肤并换衣服,避免小儿受凉感冒,注意及时补充水分和盐分。

3. 被褥要经常晾晒,阳光的作用不仅在于加热干燥,还可消毒杀菌。

4. 对缺钙引起的盗汗,应适当补充钙、磷、维生素D等。

遗 尿

俗称"尿床",多指3岁以上小儿睡中小便自遗,醒后方觉的一种疾病。3岁以下小儿或年长儿偶有遗尿亦不属病态。遗尿的发生主要由于脏腑虚寒所致,或病后体虚而肺脾气虚不摄所致。

◎ **遗尿**

【**临床表现**】睡中遗尿,尿频清长,神疲乏力,面色㿠白,或气短自汗,大便稀溏。

【**治则**】温补脾肾,固涩小便。

【**治法**】揉二人上马20分钟,清补脾10分钟,揉外劳宫10分钟。

注:尿频:小便频数者,多属虚证,或气虚,或阴虚,治疗可参考遗尿。

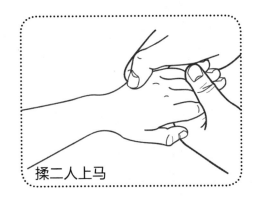

揉二人上马

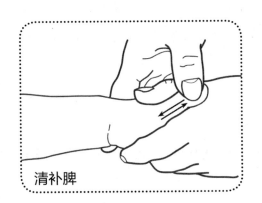

清补脾

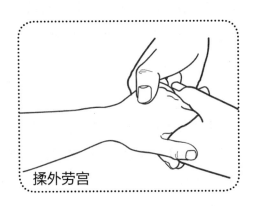

揉外劳宫

【对症加减】 若症见小便量少色黄、性情急躁、手足心热者,去揉外劳宫,加平肝 5 分钟、推天河水 10 分钟。

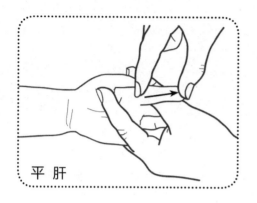

平 肝

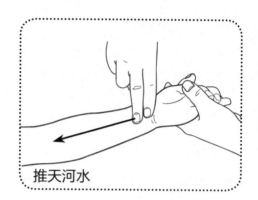

推天河水

◎ 病案举例

【病案 1】王某,男,10 岁。2011 年 7 月 19 日初诊。

【主症】遗尿数年,每晚不知不觉尿床,家里人夜间轮流叫他起床排尿,还是尿床。多方医治不效,求李老治疗。患儿面色苍白,精神不振,乏力食少,发惊胆怯。

【诊断】遗尿,属于肾脾两虚型。

【治则】健脾益肾。

【治法】揉二人上马、补脾、补肾各 30 分钟,平肝 5 分钟。推拿 3 次,尿床明显减轻,夜间睡眠好,不发惊。继续推拿半月,偶尔尿床 2 次,尿量很少,尿床后马上自醒,食欲好转。仍照前法推之。共治疗 1 个月,食量显著增加,身体健壮,精神活泼,一直未遗尿。

【病案 2】周某,男,5 岁。2011 年 11 月 20 日初诊。

【主症】经常感冒,咳嗽,流涕,伴遗尿,近一周加重。大便正常,经常夜睡中遗尿,小便清长。

【诊断】遗尿,下元虚冷。

【治则】温肾固涩。

【治法】运八卦 20 分钟,平肝清肺 10 分钟,推天河水 30 分钟,共 1 小时。次日,咳嗽、流涕轻,上穴加揉二人上马 20 分钟,共 80 分钟。三日,揉二人上马 30 分钟,补脾 30 分钟,运水入土 10 分钟,平肝清肺 10 分钟,共 80 分钟。四日,未再遗尿。继续推拿 10 天,后每周保健推拿一次,再未发。

◎ 中药贴敷治疗

【处方】菟丝子 30 克,桂枝 12 克,五味子 12 克,车前子 12 克,石菖蒲 20 克,樟脑 3 克。

【选穴】关元(在下腹部,前正中线上,当脐下 3 寸)。

【用法】将以上药物研细末,调拌凡士林或姜汁,贴敷穴位,然后温灸。

【辨证配方】

1. 肾虚遗尿:加牡蛎 12 克,金樱子 30 克。选穴:腰眼(在腰部,当第 4 腰椎棘突下,旁开约 3.5 寸凹陷中),涌泉(见 87 页)。

2. 膀胱失约:加蝉蜕 12 克,地龙 20 克。选穴:血海,命门(见 109 页)。

3. 下元虚寒:加麻黄 6 克,牛膝 12 克。选穴:承山(当伸直小腿或足跟上提时腓肠肌肌腹下出现尖角凹陷处),八髎(又称上髎、次髎、中髎和下髎,左右共 8 个穴位,分别在第 1、第 2、第 3、第 4 骶后孔中)。

【注意事项】

1. 观察小儿排尿情况,帮助小儿逐步养成规律性定时排尿的习惯。

2. 每日晚饭后适当控制饮水量。

3. 虚弱的小儿应加强营养,避免惊恐。

【民间单验方】

1. 硫黄 6 克,大葱 30 克。将药物研细末或捣烂,调拌麻油,敷贴神阙穴,然后温灸。

2. 五倍子 12 克,五味子 12 克,菟丝子 12 克。将药物研细末,调拌温开水,敷贴肚脐、命门穴。

❰ 脱 肛 ❱

又称"直肠脱垂",多见于1~3岁小儿,常并发于其他疾病,因体质虚弱而单纯发病者较少。小儿脱肛,除体质虚弱外,还有其他诱因,如长期腹泻,脾胃虚弱,中气下陷,或长期便秘,或久咳肺虚(因肺与大肠相表里),均可导致脱肛。

◎ 脱肛

【**临床表现**】脱肛,初起可自行回复,日久则不能,需用外力。多伴有食欲不振,神疲乏力,自汗,面黄等。

【**治则**】益气固涩。

【**治法**】补脾 15 分钟,揉外劳宫 10 分钟,清补大肠 10 分钟。

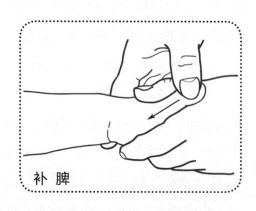

补 脾

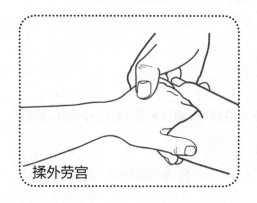

揉外劳宫

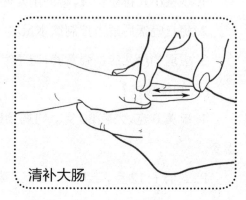

清补大肠

【**对症加减**】 1. 大便干,加运水入土 5~10 分钟;脾肾不足,大便稀溏,加揉二人上马 10 分钟。

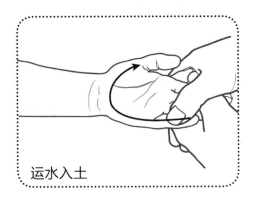

运水入土

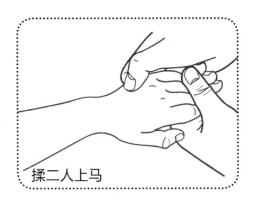

揉二人上马

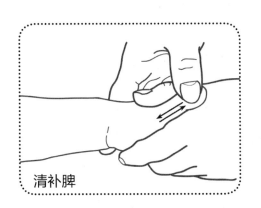

清补脾

【**对症加减**】 2. 食欲不振,改用清补脾 15 分钟,揉外劳宫 10 分钟,清补大肠 10 分钟。

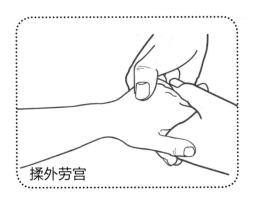

揉外劳宫

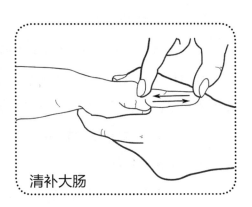

清补大肠

◎ 病案举例

【病案 1】常某,男,2 岁半。1998 年 3 月 16 日初诊。

【主症】因痢疾脱肛 2 个月,每次大便直肠脱出约 3 厘米,便后可自行还纳。面黄,有时自汗,饮食正常,二便尚可。舌淡苔薄白,脉缓。

【诊断】气虚脱肛。

【治则】益气固涩。

【治法】补脾 20 分钟,揉外劳宫 10 分钟,清补大肠 10 分钟。推拿 3 次见效,大便后脱肛减轻。继续推拿上穴 10 次基本痊愈,未再脱肛。改用清补大肠独穴推 40 分钟,并教给家长手法回家推拿。半年后随访,脱肛未再犯。

【病案 2】董某,女,1 岁半。2000 年 10 月 23 日初诊。

【主症】因饮食不洁腹泻 3 日后导致脱肛 20 天,每次大便后直肠脱出约 2 厘米,便后可自行还纳。面色黄,精神好,饮食及二便尚正常。舌淡苔薄白,脉缓。

【诊断】气虚脱肛。

【治则】益气升提。

【治法】揉外劳宫 10 分钟,补脾 10 分钟,清补大肠 10 分钟。推拿 5 次,大便后脱肛轻微。继续上述治疗,推拿 5 次后未再脱肛,继续推拿 10 次巩固疗效。

◎ 小儿脱肛的护理

1. 对营养不良、身体虚弱引起的脱肛,要给以充足的营养食物,以增加营养,增强肛周肌肉的收缩力,使脱肛好转。

2. 对于便秘、腹泻或咳嗽引起的脱肛,应进行针对性的治疗。

3. 对排便后直肠壁脱出不能自行回复的患儿,家长可用大拇指轻轻地按压脱出的直肠壁,然后稍稍用力将其复位,复位后用棉布等压住肛门。

4. 改变患儿大便的体位,避免蹲式排便,可由家长抱着排便或让其坐高脚痰盂或小儿坐便器排便。

5. 注意肛门的护理和清洁,鼓励患儿做提肛锻炼。

· ❖ 便　秘 ❖ ·

多因喝水太少,肠中积热,或没有养成按时排便的习惯,或因肠道阴津不足致大肠失润而引起。

◎ 便秘

【**临床表现**】大便秘结,排便费力,几日一行,重者肛裂出血或脱肛。

【**治则**】健脾行气,清泄里热。

【**治法**】选择一:清补脾 10 分钟,清大肠 15 分钟,运水入土 10 分钟,平肝 5 分钟。

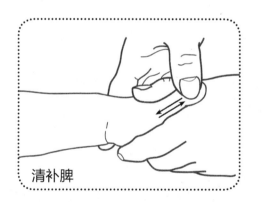

清补脾

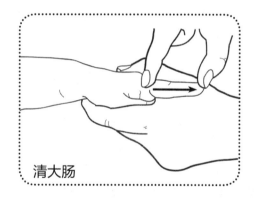

清大肠

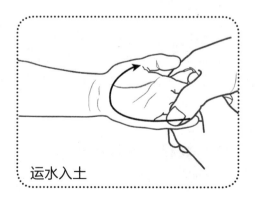

运水入土

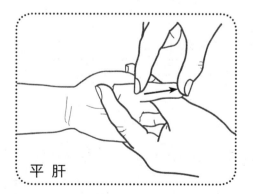

平　肝

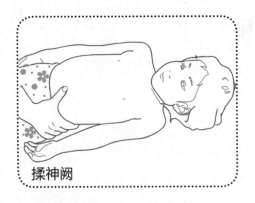

揉神阙

【治法】选择二:独揉神阙(即肚脐)
10~15分钟,效果较好。

【对症加减】1.略带热象者:运水入土10分钟,清大肠15分钟,平肝清肺10分钟,
推天河水5分钟。

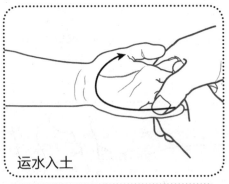

运水入土

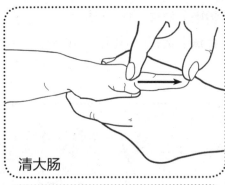

清大肠

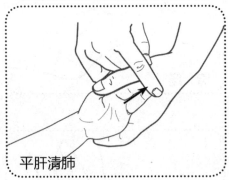

平肝清肺

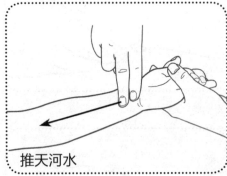

推天河水

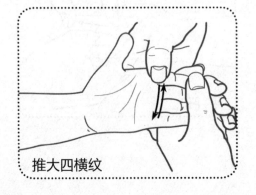

推大四横纹

【对症加减】2.腹胀加推大四横纹
10分钟。

◎ 病案举例

【病案1】李某,男,4个月,2011年11月2日初诊。

【主症】患儿便秘约2个月,一般3~5天大便1次,就诊前已7天未大便,食欲可,小便正常,足月顺产,出生时体重3.1千克,母乳喂养。面色红润,体温正常,舌红苔白,指纹青紫,腹略胀。

【诊断】便秘。

【治则】清热通便。

【治法】清大肠10分钟,推六腑15分钟,运八卦10分钟,下推七节骨,推后大便1次。次日去推六腑加清补脾10分钟,推大四横纹10分钟,痊愈。

【病案2】初某,男,4岁。1987年1月20日初诊。

【主症】大便干结呈羊粪状,4~5天1次,伴有腹痛,纳差,曾服驱虫剂未下虫,近5天未大便。查体:腹胀,左下腹扪及硬粪块,有压痛。舌红苔白。

【诊断】便秘。积滞内热,伤津耗液所致。

【治法】常规脏腑点穴加天枢(用泻法)、大肠俞。推按后当日下午大便1次,初为羊粪状,后为成形软便,量多,便后腹痛减。推按3次后,食欲正常,大便每日1次,初硬后软,神安眠宁。共推按6次,痊愈。

◎ 便秘验方

【处方】蜂蜜10克,盐1.5克。

【用法】2岁以上幼儿1次服下。

【功用】治疗便秘。

❖ 腹 泻 ❖

本病多发于夏秋季,主要由于消化道细菌感染或饮食不当所致。中医病因病机有四:乳食过饱、恣食肥甘,损伤脾胃;内因肠胃积热,外感不正之气以致运化失职而发之;过食生冷,或腹部受寒以致寒邪凝结中焦,脾失运化所致;体质素弱,饮食不节,脾虚失健而患泄泻。

◎ 脾虚泻

【临床表现】食后作泻,消化不良,大便溏、色淡黄,重则完谷不化、腹胀不渴、面黄肌瘦、不思饮食等。

【治则】健脾止泻。

1. 轻症

【治法】揉外劳宫 10 分钟,清补脾 10 分钟,平肝 5 分钟。

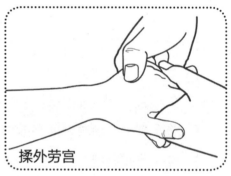

揉外劳宫

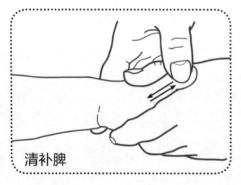

清补脾

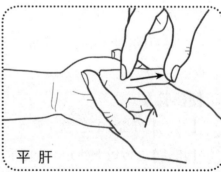

平肝

【对症加减】有热者加推天河水 15 分钟。

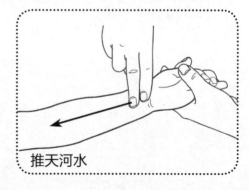

推天河水

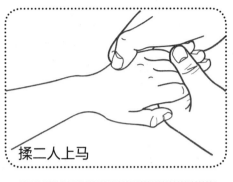

揉二人上马

2. 重症

【**治法**】揉二人上马 10 分钟,清补脾 10 分钟,清补大肠 15 分钟。

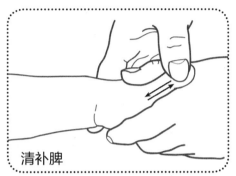

清补脾

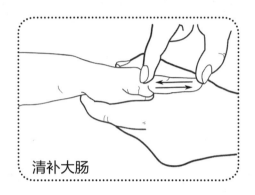

清补大肠

◎ **寒泻**

【**临床表现**】腹疼肠鸣,泄泻清澈,如白水,或色绿,小便清白,面色淡白,口气温和。

【**治则**】温中止泻。

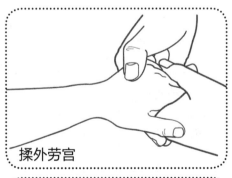

揉外劳宫

【**治法**】揉外劳宫 20 分钟,清胃 10 分钟,推天河水 10 分钟。

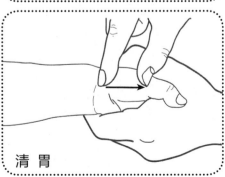

清 胃

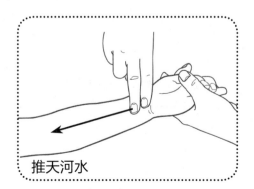

推天河水

◎ 伤食泻

【临床表现】口嗳酸气,口渴恶食,腹热胀满,泻时腹痛,泻后痛减,小便赤涩,大便色黄白,臭如败卵,或兼呕吐。伤乳泻者,大便色黄白,内有奶瓣,或呈蛋花样。

【治则】健脾助运化,止泻。

1. 重症:大便每日 10 余次,有脱水现象。

【治法】运八卦 10 分钟,清胃 15 分钟,推天河水 15 分钟,利小便 10 分钟。

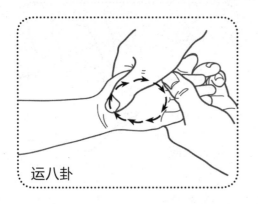

运八卦

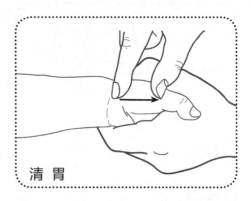

清 胃

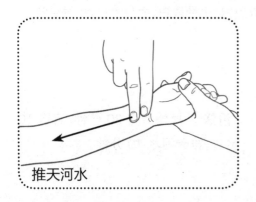

推天河水

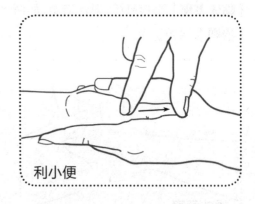

利小便

【对症加减】腹痛重者加揉外劳宫 10~15 分钟。

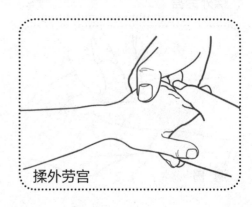

揉外劳宫

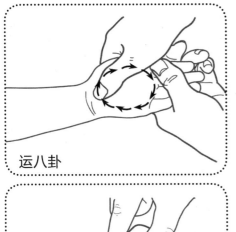

运八卦

2. 轻症:大便每日 5~6 次。

【**治法**】运八卦 10 分钟,清胃 15 分钟,推天河水 15 分钟。

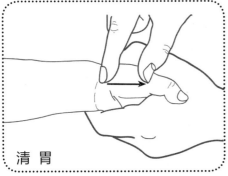

清 胃

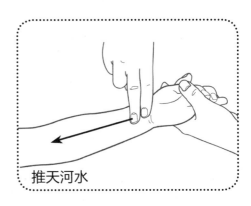

推天河水

3. 日久邪实兼体虚者,消化不良、便黄、脉滑无力者。

【**治法**】运八卦 10 分钟,揉二人上马 10 分钟,清胃 10 分钟,推六腑 10 分钟。

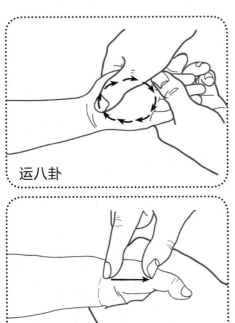

运八卦

清 胃

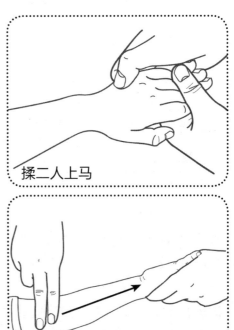

揉二人上马

推六腑

◎ **热泻**

【临床表现】泻时暴注下迫,大便黄
赤、多黄水、臭味重,口渴烦躁,腹痛身
热,溲少而黄,肛门灼热。

【治则】清热止泻。

【治法】选择一:推六腑 15 分钟,清大
肠 15 分钟,清脾 10 分钟,清胃 10 分
钟,下推七节骨 1~2 分钟。

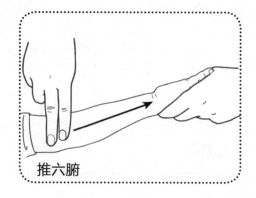
推六腑

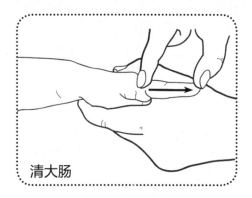
清大肠

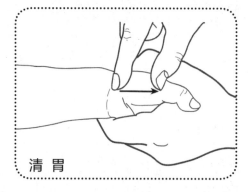
清 胃

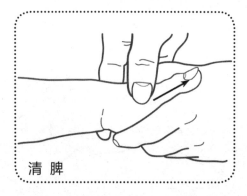
清 脾

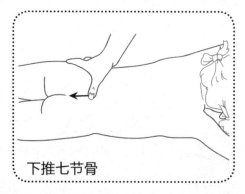
下推七节骨

(七节骨:位于腰骶正中,命门至尾骨
端成一直线。)

【治法】选择二:运八卦 10 分钟,清胃
10 分钟,推六腑 15 分钟。

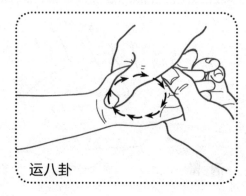
运八卦

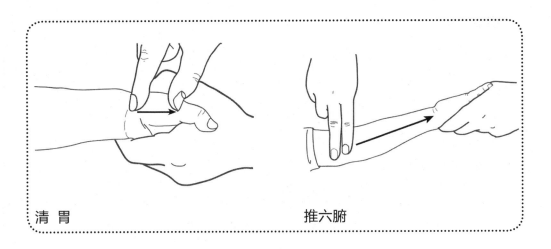

清 胃　　　　　　推六腑

【对症加减】 推 1~2 次症见减轻,可酌情改用运八卦 10 分钟,清胃 15 分钟,推天河水 15 分钟,平肝 5 分钟。

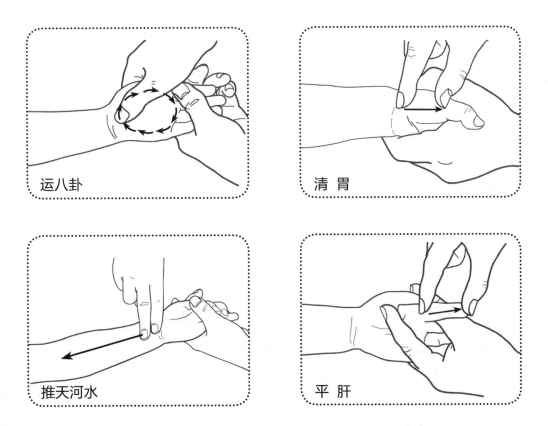

运八卦　　　　　　清 胃

推天河水　　　　　　平 肝

◎ 病案举例

【病案1】方某,女,10个月。2010年8月7日初诊。

【主症】腹泻5天。因开空调睡眠,腹部受凉引起腹泻。大便清稀,色黄有黏液,日3~5次,小便清白。精神不佳,食欲不振,面色淡白,舌淡苔薄白,指纹淡。

【诊断】寒泻,寒邪侵袭腹部所致。

【治则】温中止泻。

【治法】揉外劳宫20分钟,清胃10分钟,推天河水10分钟。第2天复诊:家属诉说推拿至今大便2次,不成形,但无水液和黏液。仍守上穴推拿,每穴推10分钟,推拿1天后大便1次,成条状,又按上法推拿1次以巩固疗效。

【病案2】何某,男,2岁。2003年11月30日初诊。

【主症】腹泻1天,因饮食过量引起腹泻,夜间大便4次,泻下未消化的食物,伴有呕吐、腹胀、腹痛。查体:面色黄,舌红苔白,指纹紫过气关,腹部胀满。

【诊断】腹泻,乃脾虚伤食所致。

【治则】健脾和胃,消食导滞止泻。

【治法】运八卦10分钟,清胃15分钟,推天河水15分钟,利小便10分钟。推拿1次后腹痛减轻,无呕吐,食欲差,大便1日2次,成条形,继续推拿2次,大便正常,食量增,嘱饮食调养。

◎ 腹泻验方

【处方1】山药15克,扁豆10克,薏米12克,石榴皮6克,芡实10克,白果6克,莲子10克,梅实6克,金樱子6克。

用法:煎汤饮。

功用:健脾止泻。

【处方2】炒神曲、焦山楂、炒谷麦芽各10克,鸡内金3克。

用法:水煎服。

功用:适宜于伤食泻者。

痢 疾

　　痢疾是由痢疾杆菌所引起的夏秋季肠道传染病,主要由于恣食生冷,或进食被污染的食物,内伤脾胃,或外感暑湿疫疠之邪,而生湿化热,下注于肠,酝酿成痢。临床表现主要有畏寒、发热、腹痛、腹泻、里急后重、大便混有脓血等,可分为急性、慢性两种。急性期治疗不充分,以致病程迁延两个月以上者为慢性。

◎ **慢性痢疾**

【**临床表现**】腹痛、腹泻反复发作,或大便次数较多而脓血便不明显。

【**治则**】补中益气,清肠固涩。

【**治法**】选择一:揉外劳宫15分钟,清补大肠15分钟,揉二人上马10分钟,平肝5分钟。

　　　　　选择二:清补大肠,独穴推40分钟效佳。

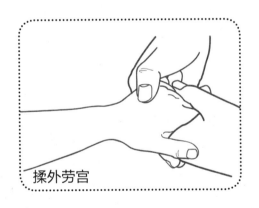

揉外劳宫

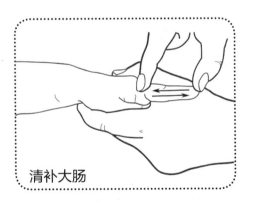

清补大肠

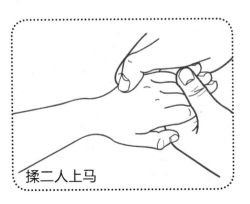

揉二人上马

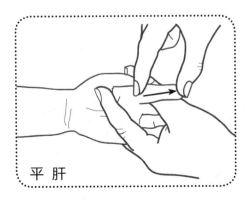

平 肝

◎ 急性痢疾 —— 白痢

【**临床表现**】症见痢下色白,肠鸣腹痛,面唇青白,渴喜热饮,小便清白。

【**治则**】温中化湿,利气调中。

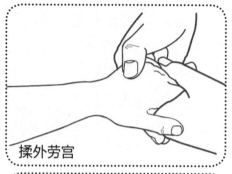

揉外劳宫

【**治法**】揉外劳宫 10 分钟,清补大肠 15 分钟,清补脾 10 分钟。

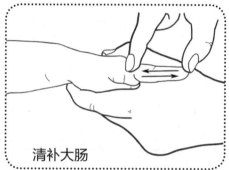

清补大肠

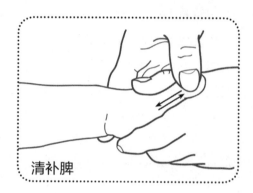

清补脾

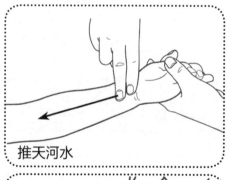

推天河水

【**对症加减**】有热者加推天河水 20 分钟,平肝 5 分钟;体虚者加揉二人上马 10 分钟。

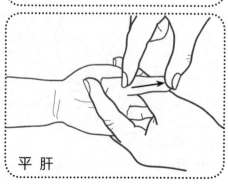

平 肝

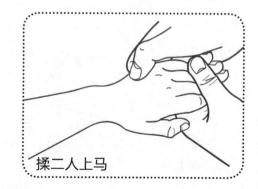

揉二人上马

◎ 急性痢疾 —— 赤痢

【临床表现】症见痢下色赤,腹痛,里急后重,烦渴引饮,喜冷恶热,小便短赤,舌赤唇干。

【治则】清肠泄热,化湿通滞,先清后补。

1. 体温高时

【治法】选择一:推六腑 15 分钟,清脾 10 分钟,清胃 10 分钟,清大肠 15 分钟,利小便 5 分钟,下推七节骨 1~2 分钟。

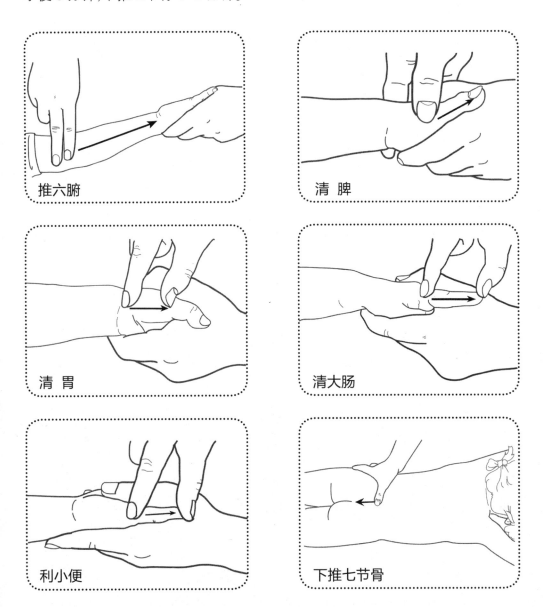

推六腑　清脾　清胃　清大肠　利小便　下推七节骨

【**治法**】选择二:推六腑 15 分钟,运
八卦 10 分钟,清大肠 15 分钟,平肝
5 分钟,下推七节骨 1~2 分钟。

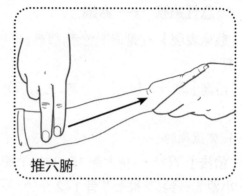

推六腑

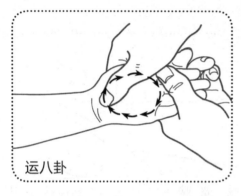

运八卦

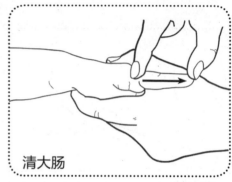

清大肠

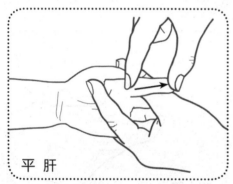

平 肝

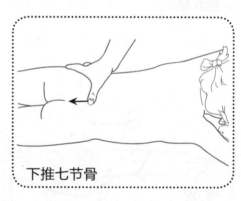

下推七节骨

2. 体温退后

【**治法**】选择一:清大肠,独穴推 40 分钟。

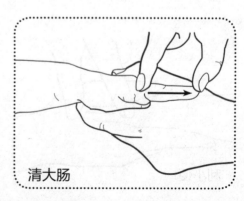

清大肠

【治法】 选择二:清补大肠 15 分钟,
运水入土 10 分钟,利小便 10 分钟。

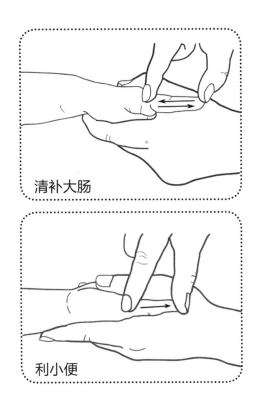

清补大肠

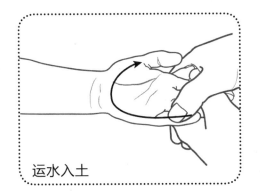

运水入土

利小便

◎ 病案举例

王某,男,4 岁半。2010 年 9 月 12 日初诊。

【主症】 患儿 2 天前因吃冷藏几日的水果引起腹痛、呕吐、腹泻,里急后重,大便一日 10 多次,有脓血便,体温 39℃,在某医院诊为急性菌痢,静滴抗生素治疗,现体温 37.8℃,仍腹痛、腹泻,里急后重,脓血便日 6~8 次。精神萎靡,苍白面色,舌红苔厚腻,脉滑,腹部软,按压有痛感。

【诊断】 赤痢。

【治则】 清肠泄热,化湿通滞。

【治法】 推六腑 15 分钟,清脾 10 分钟,清胃 10 分钟,清大肠 15 分钟,运八卦 10 分钟,利小便 5 分钟,配合下推七节骨 2 分钟。推拿 3 次后,体温正常,腹痛缓解,大便日 2~3 次,质稀,无脓血。改清补大肠 15 分钟,运水入土 10 分钟,利小便 10 分钟,推拿 3 次后大便正常,食欲增。

急惊风

小儿外感时邪,最易化热,热熬津液,凝结为痰,痰闭心包,蒙闭清窍;小儿乳食积滞,郁结肠胃,停留成痰,因痰生热,因热生风,风热相搏,血气并走于上,则神昏谵妄、抽搐等症发作;小儿大惊猝恐,因惊则伤心,恐则伤肾,心藏神、肾藏志,惊恐致神志不宁,即出现惊厥,故急惊风是属阳、属热的实证。

◎ 急惊风

【**临床表现**】前驱期症状:呕吐发热,烦躁不安,睡眠中惊醒,或摇头弄舌,咬牙啮齿,时发惊啼。主症:暴发壮热,神志昏迷,两目窜视,牙关紧闭,颈项强直,痰壅气促,大便秘结,小便涩,手足抽搐等。

【**治则**】开窍镇惊,清热息风。

【**治法**】抽风缓解后,推六腑 20 分钟,平肝清肺 10 分钟,推天河水 10 分钟,捣小天心 5 分钟。

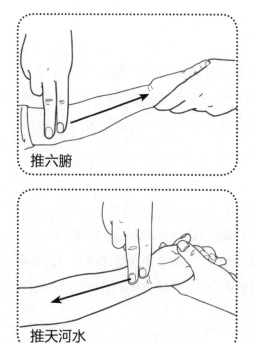

推六腑

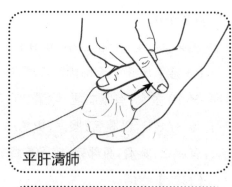

平肝清肺

推天河水

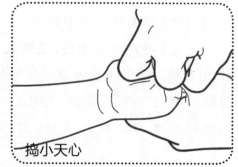

捣小天心

【**对症加减**】胸闷加运八卦 10 分钟；头痛或角弓反张加揉阳池 10 分钟，掐精宁、威灵各 5 分钟，掐五指节 (每节掐 5 次)。

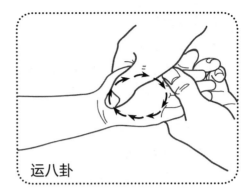

运八卦

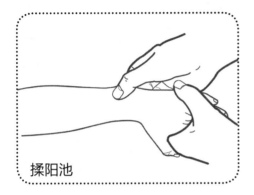

揉阳池

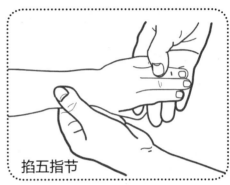

掐五指节

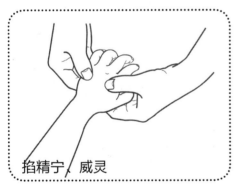

掐精宁、威灵

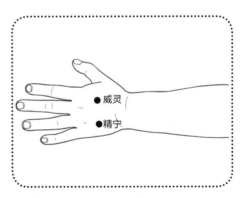

●威灵

●精宁

【**治法**】急救取穴，缓解痉挛可拿列缺、掐人中。

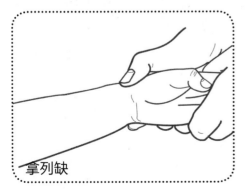

拿列缺

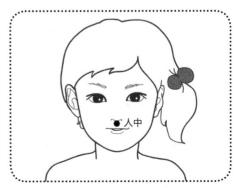

人中

◎ 病案举例

【病案 1】张某,女,1 岁 8 个月。2003 年 9 月 20 日初诊。

【主症】发热 3 天,四肢抽搐 1 次。患儿发热,体温 39.5℃,曾给予退热药物,热退,但夜间复发热,体温高达 40℃,突然抽风,两目上视,口吐白沫,四肢抽搐,约 3 分钟缓解。查体温 38.5℃,面色红赤,烦躁不安,颈项强直,手足发凉,大便干,舌红苔白,脉浮数。

【诊断】急惊风,乃外感时邪,邪郁化热,热极生风所致。

【治则】清热,平肝息风。

【治法】平肝清肺 15 分钟,推六腑 20 分钟,揉阳池 10 分钟,捣小天心 5 分钟,掐五指节 5 次。第 2 日复诊:推拿后热退未再抽风,精神不振,食欲差。改推天河水 10 分钟,运八卦 10 分钟,清胃 10 分钟,捣小天心 5 分钟。第 3 日来诊,精神好转,夜间睡眠时发惊。取穴:揉阳池 10 分钟,平肝清肺 10 分钟,推天河水、捣小天心各 5 分钟,推拿 3 次痊愈。

【病案 2】李某,女,2 岁。2009 年 5 月 6 日初诊。

【主症】发热 2 天,抽风 1 次。患儿 3 天前感冒,初期恶寒,流清涕,食欲减退,精神不振。昨天开始发热,体温 39.6℃,无汗,大便干,小便黄,在社区医院注射退热针剂后热退,夜间又发热,体温 40℃,烦躁不眠,约 11 点突然抽风,二目上视,四肢抽搐,口吐白沫,约 3 分钟缓解。来诊时体温 38.7℃,面色红赤,唇红而干,烦躁不安,颈项强直,手足发凉,舌红苔白,脉浮数。

【诊断】急惊风,因外感风寒,郁而化热,热极生风所致。

【治则】清热解表,平肝息风。

【治法】推六腑 20 分钟,平肝清肺 10 分钟,推天河水 10 分钟,捣小天心 5 分钟。推拿后安静入睡,发热退。继续推拿 2 次,未再抽风,饮食少,大便 1 次,量少,舌红,苔白厚腻。改运八卦 10 分钟,清胃 10 分钟,推天河水 10 分钟,推拿 3 次精神好转,饮食增。

◈ 慢惊风 ◈

慢惊风多属虚证。中医认为病因有三种:小儿禀赋虚弱,吐泻久痢,损伤脾胃,肝木乘虚而发;急惊风误用攻伐或多服寒凉,损伤脾胃,未能根治,转成慢惊风;先天不足,体质虚弱,一病即成慢惊风。

◎ 慢惊风

【临床表现】面色淡黄或青白,形羸神疲,手足抽搐,缓而无力,时作时止,昏睡露睛,肢冷,便溏等。

【治则】扶元固本、培补中气为主,兼以平肝息风。

【治法】揉阳池 10 分钟,揉二人上马 15 分钟,补脾 10 分钟,捣小天心 5 分钟,平肝 5 分钟。

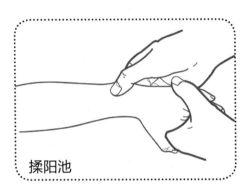

揉阳池

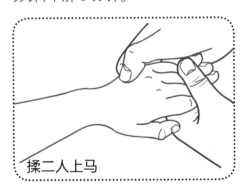

揉二人上马

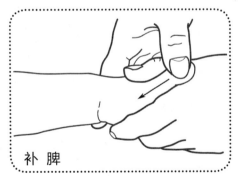

补脾

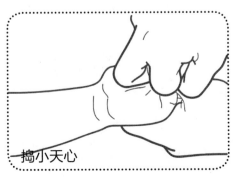

捣小天心

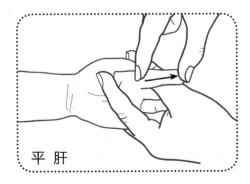

平肝

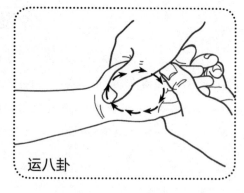

运八卦

【**对症加减**】1. 痰盛加运八卦 10 分钟,揉小横纹 10 分钟;腹痛加揉外劳宫 10 分钟。

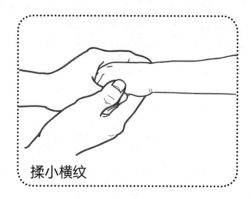

揉小横纹

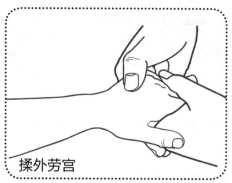

揉外劳宫

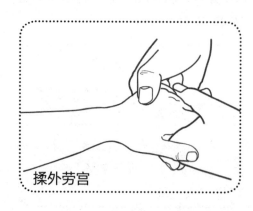

揉外劳宫

【**对症加减**】2. 腹痛腹泻,完谷不化改用揉外劳宫 15 分钟,补脾 10 分钟,清补大肠 10 分钟,平肝(或捣小天心)5 分钟。

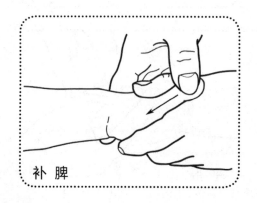

补 脾

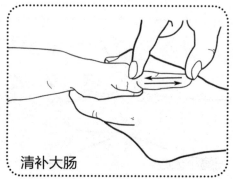

清补大肠

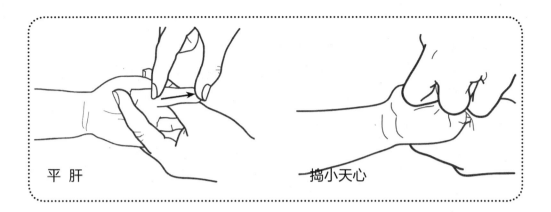

平 肝

捣小天心

【对症加减】3.推拿结束后掐五指节,掐精宁、威灵。抽风缓解后禁睡。

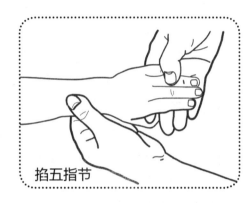

掐五指节

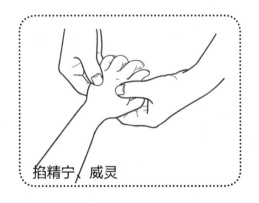

掐精宁、威灵

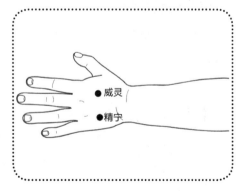

●威灵

●精宁

小验方:

可内服百效丸,每岁1粒,香菜水送下。

百效丸处方:钩藤18克,薄荷18克,全虫6个,蝉蜕6克,朱砂1.8克,僵蚕6个,大赤金6张。以上诸药共碾为细末,糊丸如黄豆大,每50克药粉做小丸约500个。

◎ 病案举例

黄某,男,10个月。2010年9月13日初诊。

【主症】抽风时作4个月。患儿4个月前突然发作抽搐,发作时头向后仰,四肢拘挛。至某医院查脑电图异常,诊为"婴儿痉挛症",给予硝基安定口服,效果不理想,之后抽搐时作,有时每日发作五六次,有时3~5天发作1次,发作时颈项强直,四肢拘挛,约5分钟缓解。来诊时形体消瘦,面色青白,目光呆滞,反应迟钝,不识人,两拳紧握,肢体紧张拘急,活动不灵活,惊悸不眠。

【诊断】慢惊风。

【治则】扶元固本,平肝息风。

【治法】揉阳池10分钟,揉二人上马15分钟,捣小天心5分钟,补脾5分钟,平肝5分钟。推拿3次,抽搐发作1次,发作时间约2分钟,夜眠安。推拿7次明显好转,四肢拘急缓解,两手伸展,精神好转。教给孩子妈妈具体的手法,让其在家给孩子推拿。1月后电话回访,近10天未抽风,反应较快,肢体反应较前明显灵活。嘱孩子妈妈在家推拿其阳池、二人上马、小天心各15分钟。1月后再次复诊,一直未抽风,四肢活动灵活,开始学习走路。

◎ 中药贴敷治疗

【配方】薄荷3克,牛黄3克,羚羊角粉3克,黄连3克,白芍3克,青蒿6克,菖蒲20克。

【选穴】囟门,肚脐。

【用法】将上述药物研细末,调拌凡士林或麻油,敷贴穴位。

【辨证配方】

1. 急惊风:加地龙20克,全蝎12克。选穴:百会(见51页)。

2. 慢惊风:加防风12克,菊花30克。选穴:涌泉(见87页)。

【注意事项】

1. 注意饮食卫生,科学喂养,提高抗病能力。

2. 防止惊恐,切忌听过分刺激的音响及嘈杂之音。

3. 一旦小儿惊风,可先进行推拿点掐穴位或针灸,配合内服药物治疗。

❋惊风变证❋

惊风的病因与症状变化多样,易出现变证。李老治过一些特殊病例,治疗得效。

◎ 惊风前仆

【临床表现】抽风常见症状是角弓反张,个别病人表现为不向后仰,反而时时做瞌睡打盹状,随即前仆,委顿于地,很快即苏醒而起,仆时类似痫病而无吐白沫及呼叫,重者或致声哑不能言,民间称"磕头风"。

【治则】助元气,清头目,纠正下沉之势。

【治法】上捣小天心100下;揉二人上马、阳池,各100下;掐左右合谷,各100下。以上为一次治疗程序。但上捣小天心不能过用,如过用,症状反成后仰。

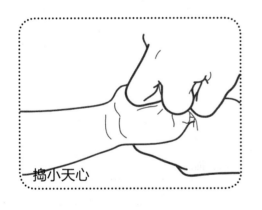
捣小天心

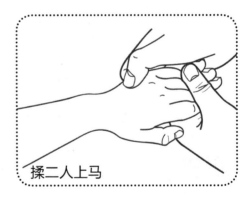
揉二人上马

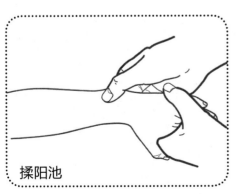
揉阳池

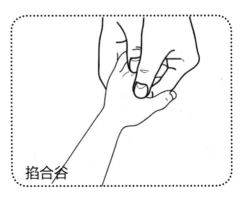
掐合谷

◎ 胎风

【临床表现】孕妇多惊,小儿可能患"胎风"。其症状为昼夜啼哭不止,哭时闭口,哺乳时必须拨开。李老的治法是从出生算起第二十八、三十五、四十二、四十九天各推拿一次,每次推的时间逐渐增加,就可以治愈。

【治则】1.清热息风,通窍,安神镇惊。 2.平肝镇惊,清热降逆,化痰止咳。

【治法】1.平肝 15 分钟,揉阳池 15
分钟,清肺 10 分钟,推天河水 15 分
钟,掐五指节 1~2 分钟。

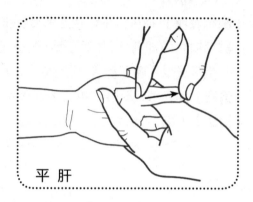

平 肝

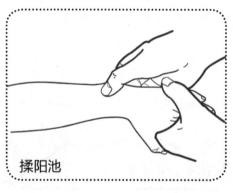

揉阳池

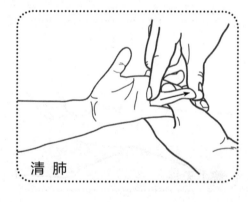

清 肺

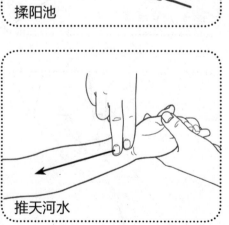

推天河水

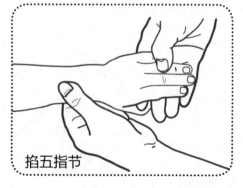

掐五指节

【**治法**】2. 平肝 10 分钟,清胃 10 分钟,运八卦 15 分钟,揉板门 15 分钟,推天河水 10 分钟,揉外劳宫 10 分钟。

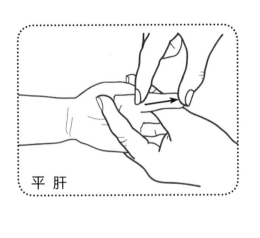

平 肝

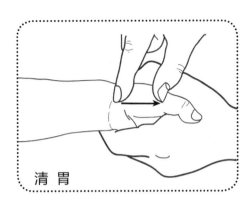

清 胃

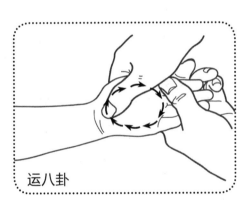

运八卦

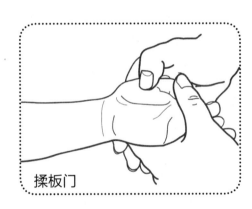

揉板门

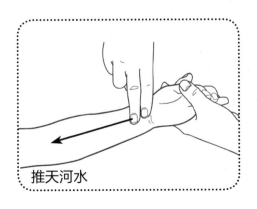

推天河水

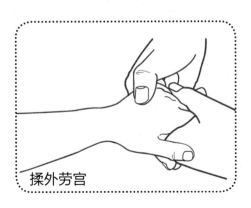

揉外劳宫

◎ 洗浴受惊

【**临床表现**】小儿洗浴,如出其不意入水,必然噤口,全身抽动,这样会引起一类惊风,发作时见症与骤然放入水中时表现一样。

【**治则**】镇惊息风。

【**治法**】平肝 15 分钟,揉阳池 15 分钟,掐五指节 2~5 分钟。

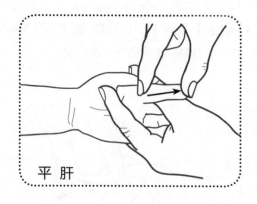

平 肝

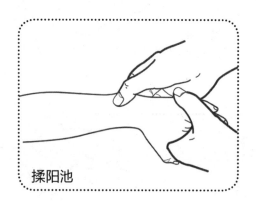

揉阳池

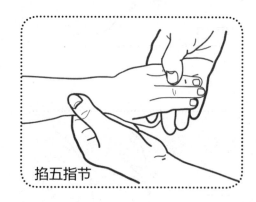

掐五指节

专家心得：

　　胎风是李老经常经治得效的一种儿科病。有一位母亲,生子几个皆得同样的病症,最后经李老治愈。李老因熟知病因,在其怀孕期间开导这位母亲,使其不再忧惧、树立信心,并告知在怀孕反应期过后,每晨吃生黄豆七八粒,一直吃到临产,一日不得间断。果然以后生儿无病,胎风永绝。

《惊风后遗症》

惊风为病,影响多方面,治疗不彻底,会发生很多后遗症。如有发现,必须及时治疗,失治可能转成顽固病症。

◎ 目睛不正

【**临床表现**】上、下、左、右斜视,或内斗眼。

【**治则**】纠正偏斜。

【**治法**】向斜视相反方向捣小天心 2~5 分钟。左斜右捣,右斜左捣,上斜下捣,下斜上捣,斗睛由中心向两侧分捣,中病即止。

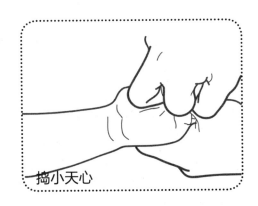

捣小天心

◎ 余风未尽

【**临床表现**】时觉眩晕,患儿时时搓揉头目。

【**治则**】平肝息风。

【**治法**】平肝 15 分钟,揉阳池 10 分钟。

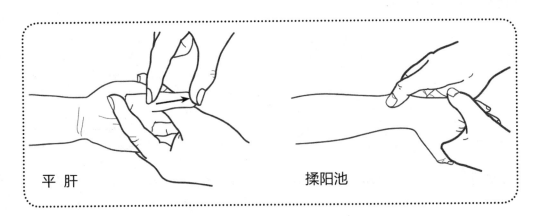

平 肝　　　　揉阳池

◎ 余热不清

【临床表现】时时面赤,有低热,舌黯赤,苔薄微黄,脉小数。

【治则】清透余热。

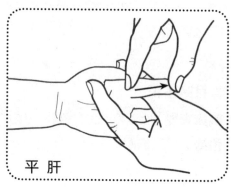

平肝

【治法】平肝 15 分钟,清肺、推天河水
各 15 分钟。

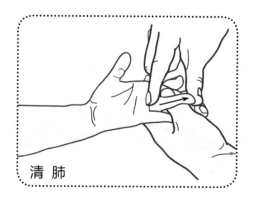

清肺

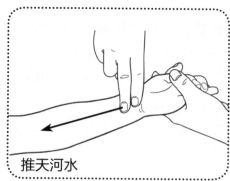

推天河水

◎ 耳聋

【临床表现】惊风余邪稽留肝肾,肾开窍于耳,肝风挟热扰之,故患耳聋,小儿唤之
无反应,可验。

【治则】清肝息风,益肾。

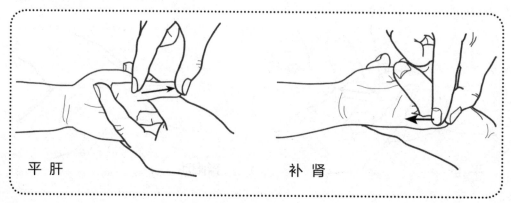

平肝　　　　　　　　　　　　　　　　补肾

◎ **痰多**

【**临床表现**】痰涎壅盛,喉闷口黏。

【**治则**】理气祛痰。

【**治法**】运八卦 15 分钟,推大四横纹 10 分钟,捣小天心 10 分钟。

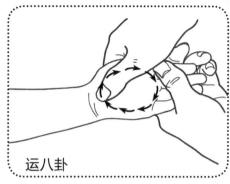

运八卦

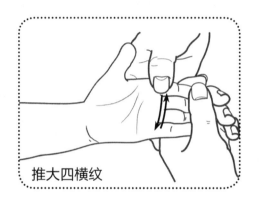

推大四横纹

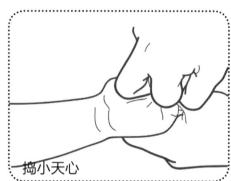

捣小天心

◎ **下肢失灵**

【**临床表现**】因惊风脾肾气血津液损耗,阳气不达而致。其与小儿麻痹症不同,无双峰热及一切瘫痪前期症状,只以下肢厥冷、痿弱失灵为主症,从脾肾二经取穴。

【**治则**】补益脾肾,温通阳气。

【**治法**】揉二人上马 15 分钟,清补脾 20 分钟(多推取效)。

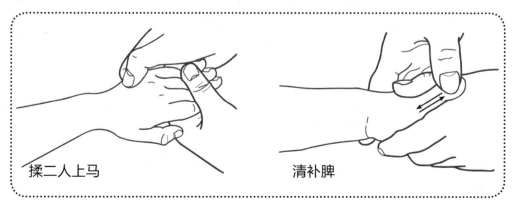

揉二人上马　　　　　清补脾

【**对症加减**】如仍不温,可酌加揉外劳宫 10 分钟,推三关 10 分钟。

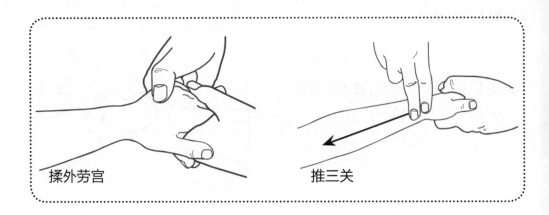

揉外劳宫　　　　　　　　　推三关

◎ **音哑**

【**临床表现**】惊风风热瘀血留肺,语音嘶哑,甚至失音。

【**治则**】散热理肺。

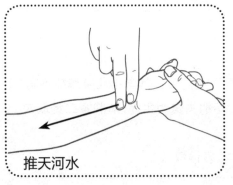

推天河水

【**治法**】推天河水 15 分钟,清肺 10
分钟,最后加清补脾 15 分钟,以助肺
金。

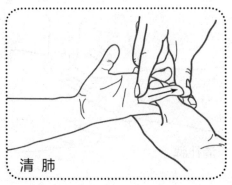

清肺

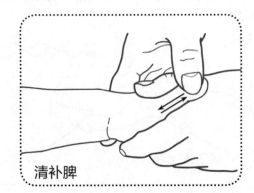

清补脾

◎ 四肢拘挛

【**临床表现**】 抽风之后,四肢痉挛拘急,内热不清,肝脾肾皆虚,气血不和,风热上扰清窍。

【**治则**】 清散风热,调和气血,醒镇清窍,补益肝肾。病因复杂,须依次治疗。

【**治法**】 1. 风热尚盛,平肝 15 分钟,清肺、推天河水各 10 分钟。

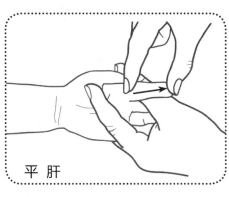

平 肝

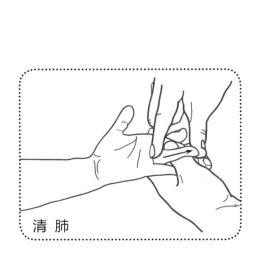

清 肺

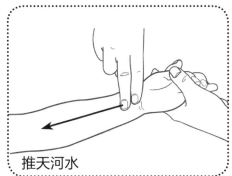

推天河水

【**治法**】 2. 醒镇清窍,揉阳池 15 分钟,下捣小天心 10 分钟。

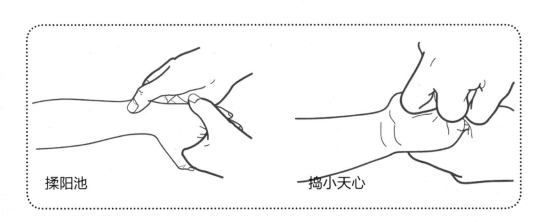

揉阳池

捣小天心

【**治法**】3.舒筋,益脾肾,平肝10分钟,清补脾10分钟。

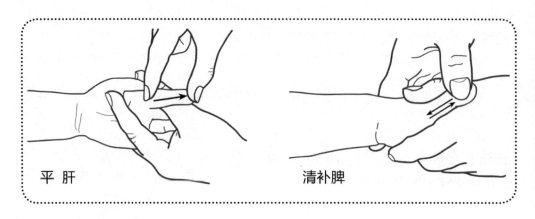

平 肝

清补脾

【**治法**】4.补肾,调和气血,推大四横纹10分钟,掐五指节2~5分钟。

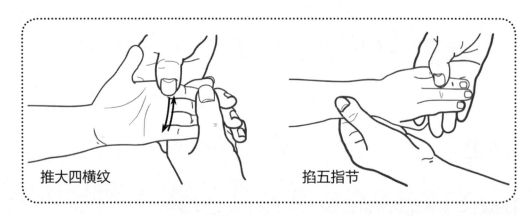

推大四横纹

掐五指节

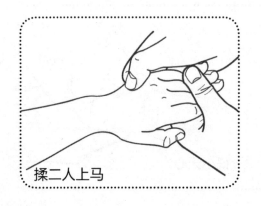

揉二人上马

【**治法**】5.最后揉二人上马10分钟,补益肾中水火收功。

◎ 余邪成痫

【临床表现】急惊风祛痰不净,痰热入腑而成阳痫;慢惊风之后,因治痰不彻底,痰入心包而成阴痫。

【治则】化痰开窍。

1. 轻型

【治法】平肝 15 分钟,清补脾 10 分钟,揉二人上马 10 分钟,捣小天心 10 分钟。

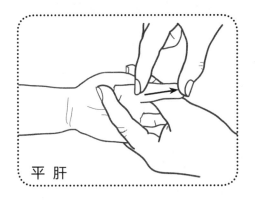

平 肝

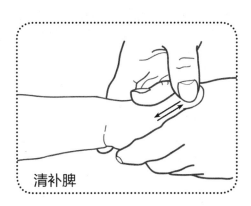

清补脾

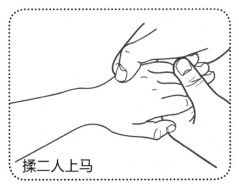

揉二人上马

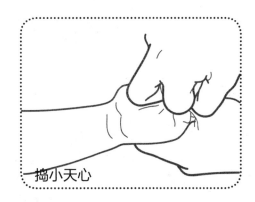

捣小天心

最后掐一遍五指节。

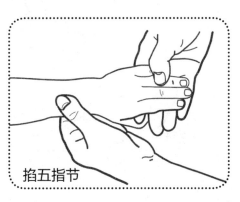

掐五指节

2. 重型

【**治法**】平肝 15 分钟, 清补脾 15 分钟, 推六腑 15 分钟, 捣小天心 10 分钟。

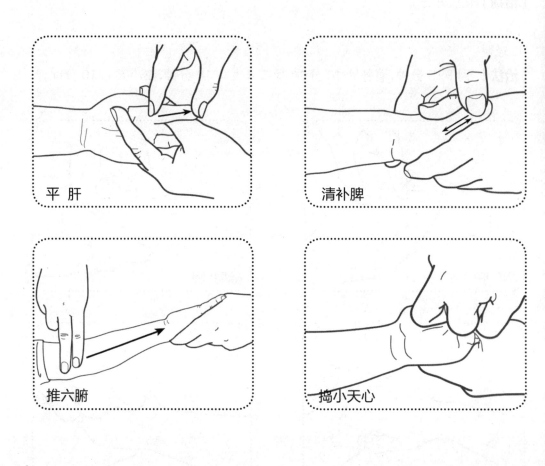

平 肝

清补脾

推六腑

捣小天心

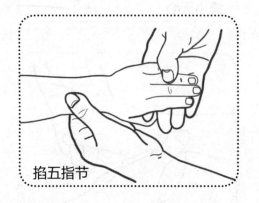

掐五指节

最后掐一遍五指节。

癫 痫

有因先天脑部神经发育不全者,有因后天脑部受伤者,亦有由父母遗传而来的患者。发作的情况,大约可分两种,即轻型(小发作)和重型(大发作)。凡是癫痫病的小儿多智力不全,或痴愚,或性情暴躁。若在幼儿期间不能治愈,对脑的发育影响很大。

◎ 癫痫 (羊痫风)

【临床表现】 重型患者发作时面色骤变,不省人事,眼球上翻,全身肌肉搐搦,遂即跌倒,口吐泡沫,甚至咬舌,大小便失禁,渐渐安静,清醒过来即可恢复正常;轻型多为短暂失去知觉,或仅有两目直视,肌肉抽搐较轻,每日发作数次,也有多日发作一次的。

【治则】平肝息风止痉,醒脑开窍。

1. 重型

【治法】平肝 15 分钟,清补脾 15 分钟,推六腑 15 分钟,捣小天心 10 分钟。

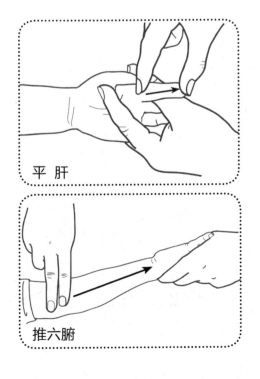

平 肝

推六腑

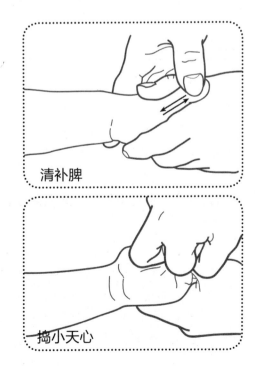

清补脾

捣小天心

2. 轻型

【**治法**】平肝 15 分钟,清补脾 10 分钟,揉二人上马 10 分钟,捣小天心 10 分钟。

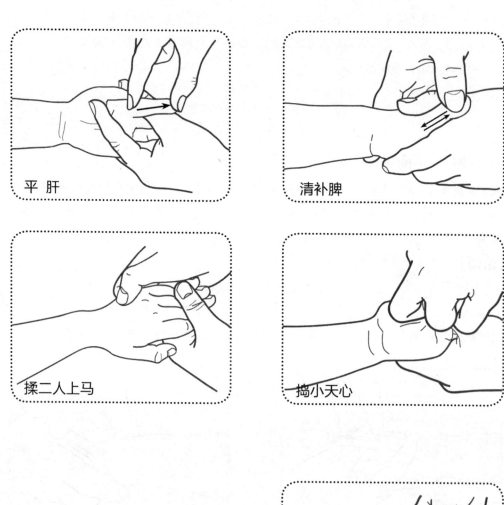

两种治疗方法最后都要掐一遍五指节。

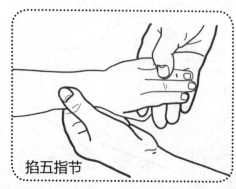

❖ 水 痘 ❖

又称"水花""水疮",是由病毒引起的具有传染性的急性发作性疾病。多因外感风温时疫,内蕴湿热而致,时邪与湿热相搏,外透肌表,皮肤出现红色斑丘疹、疱疹、痂疹。愈后一般不留瘢痕。

◎ 水痘

【临床表现】 初起有感冒症状,同时或 1~2 天后发热,出现大小不一的疱疹,大如豌豆,小如绿豆,内含水液,可由清澈无色变为暗红色,边缘不完全整齐,周围有红晕,呈椭圆形,中央凹陷不著,有痒感。痘疹多是向心性分布,出疹顺序先后不一,此起彼落。因此,皮肤的丘疹、疱疹、干痂往往同时并见。

【治则】 清热解毒,发表透疹。

【治法】 清肺 10 分钟,清胃 10 分钟,推天河水 20 分钟。

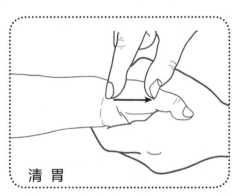

清胃

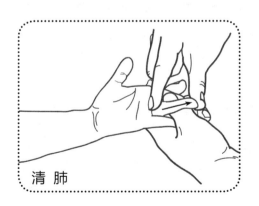

清肺

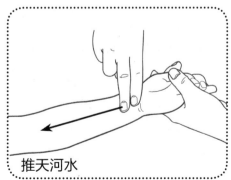

推天河水

【对症加减】 热重者,去推天河水,改
用推六腑 30 分钟;头疼,加揉阳池 10
分钟;呕吐,加揉板门 10 分钟。

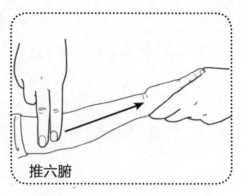

推六腑

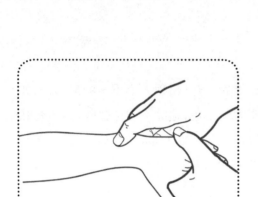

揉阳池

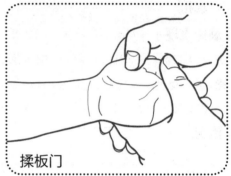

揉板门

◎ 病案举例

陈某,男,2 岁。2003 年 4 月 6 日初诊。

【主症】 发热 2 天,体温高时达 38.5℃,咳嗽无痰,鼻流清涕,精神不振,饮食
较少,面部及胸背部散布大小不等的浅红色斑丘疹及疱疹,疱浆透明,瘙痒,夜间
烦躁不安,睡眠差。体温 37.7℃,耳后淋巴结肿大。舌红,苔白厚,脉浮数。

【诊断】 水痘,外感风温时邪,内蕴湿热。

【治则】 清热解毒,发表透疹。

【治法】 清肺 10 分钟,推六腑 30 分钟,清胃 15 分钟。嘱隔离护理,推拿 3 天
后水痘消退,诸症好转,继续推拿 2 次痊愈。

痄 腮

　　流行性腮腺炎俗称"痄腮",是由腮腺炎病毒感染引起的一种传染病,多流行于冬春两季,任何年龄均可发病,以学龄期儿童患病率最高,多由直接接触和飞沫传染等途径传播。

◎ 痄腮 （腮腺炎）

【临床表现】 发病时,先恶寒发热,食欲不振,恶心呕吐,头痛,嗓子痛,继之一侧或两侧腮腺部肿胀,以耳垂为中心漫肿,酸但不痛,或疼痛,咀嚼言语时疼痛加重,舌苔黄腻,有时可并发睾丸炎、脑膜炎。

【治则】 清热解毒。

【治法】 推六腑 20 分钟,清胃 10 分钟。每日 1 次,推 3~4 次可消。

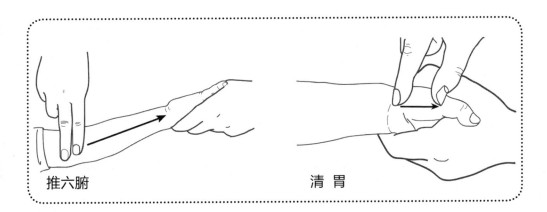

推六腑　　　　　　　　　清胃

【对症加减】 男孩并发睾丸炎,睾丸红肿疼痛下坠。治法改用:选择一,揉二人上马 15 分钟,补脾 10 分钟,利小便 10 分钟。

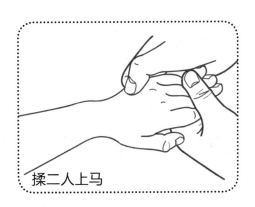

揉二人上马

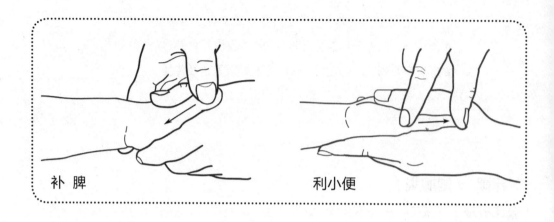

补脾　　　　　　　利小便

【**对症加减**】 男孩并发睾丸炎,睾丸红肿疼痛下坠。治法改用:选择二,揉二人上马 15 分钟,平肝 10 分钟,清胃 10 分钟,推天河水 10 分钟。

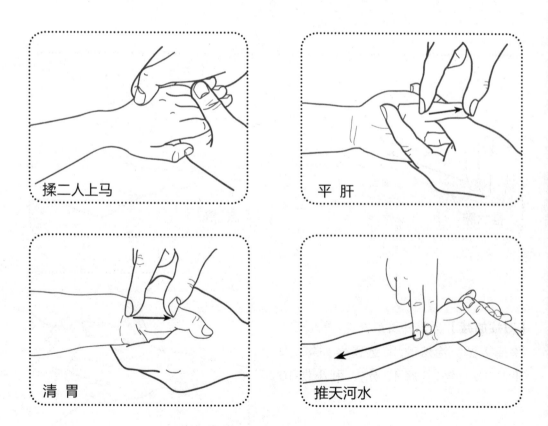

揉二人上马　　　　　　　平肝

清胃　　　　　　　推天河水

◎ 病案举例

徐某,男,5岁。2010年2月6日初诊。

【主症】发热2天,低热,精神不振,以为感冒未予重视。昨天发现其左腮较右腮大,左侧耳垂下漫肿胀,且感轻度疼痛。今天左腮肿痛加重,连及咽痛,发热,体温38.2℃,怕冷,食欲差,饮食少。

【诊断】流行性腮腺炎(痄腮),感染病毒,热毒蕴结所致。

【治则】清热解毒。

【治法】推六腑20分钟,清胃15分钟,补脾10分钟。推拿2天后,肿胀疼痛减轻,继续推拿3天基本痊愈。

◎ 痄腮外治验方

1. 太乙膏、溃消散外治法:患处可外敷太乙膏和溃消散。将太乙膏烘软摊平,再把溃消散9克撒在膏药中心,敷在患处,隔日换1次。另外,可配合内服六神丸或板蓝根冲剂,疗效较好,一般1周左右可治愈。

太乙膏药物组成:玄参、白芷、当归、赤芍、木鳖子、肉桂、大黄、生地、槐枝、柳枝、乳香、没药、轻粉、血余炭、香油等,共熬成膏。一般药店可以买到,某些中医院也有配制。

溃消散:乳香、没药、丁香各3克,血竭、白芷各9克,儿茶、草乌、山奈、甘松各15克,荜拔30克,共研细末。

2. 赤小豆粉适量,加入蛋清或陈醋调敷患处。

3. 鲜仙人掌全株,去刺,加冰片适量(两者重量比约12:1),捣烂,用鸡蛋清和为糊状,外敷患部,每日2次,一般3天即愈。

❀ 麻 疹 ❀

是由麻疹病毒引起的小儿常见急性传染病,多发于冬春季节,1~5岁小儿发病率较高。

◎ **一般疹子**

【**临床表现**】 初起有发热、流涕、目赤、羞明等表现,继则呕吐、发热,2~3天后可于颊部黏膜及唇内侧出现白色点状麻疹,渐及面、胸背、四肢,透发后2~3天开始消退,留下棕色色素沉着斑。

【**治则**】清热解毒,佐以透发。

1. 发热不高（39℃以下）

【**治法**】平肝清肺 10 分钟,推天河水 10 分钟,清胃 10 分钟。

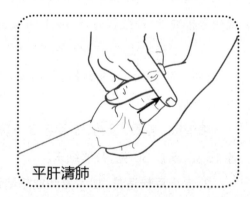

平肝清肺

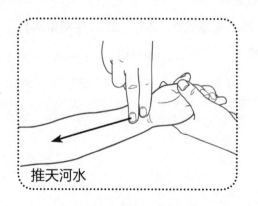

推天河水

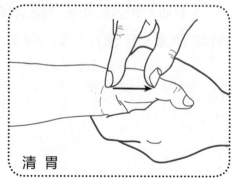

清 胃

2. 高烧（39.5℃以上），麻疹透发不好，并发肺炎。

【**治法**】推六腑 20 分钟,平肝 10 分钟,清肺 10 分钟,清胃 10 分钟。

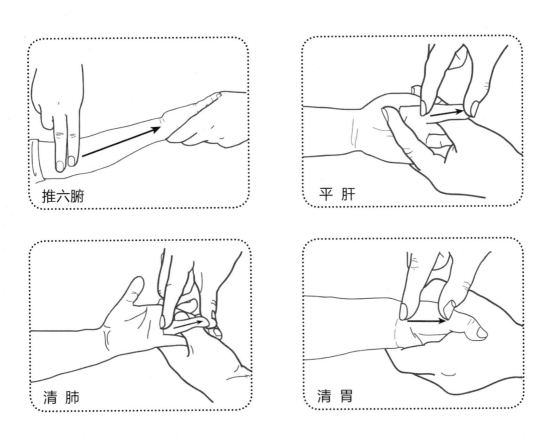

推六腑

平肝

清肺

清胃

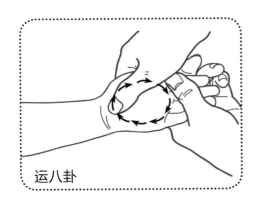

运八卦

【**对症加减**】咳喘重者加运八卦 15 分钟。

◎ **黑疹子**

【**临床表现**】疹色紫暗,高热喘嗽。一般多因食发物太过,热甚而致;或护理不当,过于保暖所致。

【**治则**】重用清热解毒之法,佐以透发。

【**治法**】揉外劳宫 20 分钟,推六腑 30 分钟,平肝清肺 10 分钟,清胃 10 分钟。

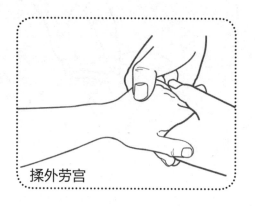

揉外劳宫

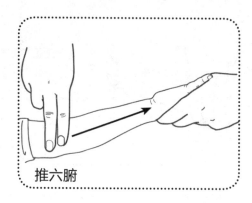

推六腑

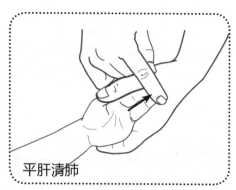

平肝清肺

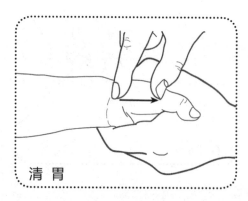

清 胃

【**对症加减**】喘重,加推大四横纹 10 分钟;惊悸抽风,加捣小天心 1~2 分钟。

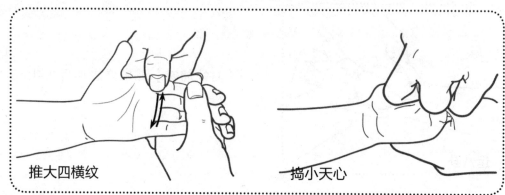

推大四横纹　　　　　　　捣小天心

◎ 白疹子

【临床表现】疹色淡白,隐而不透,昏迷,嗜睡,四肢发凉,面白唇青,泄泻等。由于气血虚弱,元阳不足,不能抗毒外出所致。

【治则】大补元气,活血透毒。

【治法】揉外劳宫15分钟,平肝清肺10分钟,揉二人上马15分钟,推天河水30分钟。

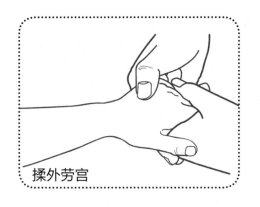

揉外劳宫

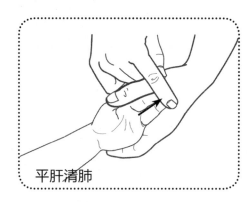

平肝清肺

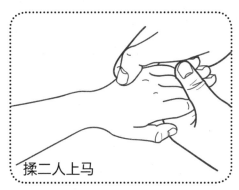

揉二人上马

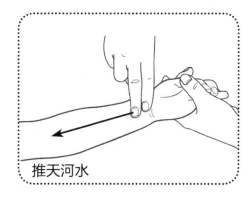

推天河水

【对症加减】体温不升,体质虚弱者,去二人上马、天河水,加推三关10分钟。再服香菜水,一般麻疹可出。

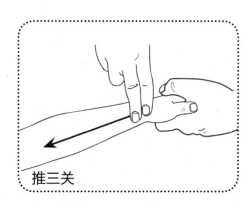

推三关

◎ 麻疹后腹泻

【**临床表现**】大便溏泻频数,腹微痛,兼有微热。

【**治则**】清胃肠邪热,并透发余邪,用健脾扶正法善后。

【**治法**】清胃 5 分钟,清补大肠 10 分钟,平肝清肺 10 分钟,推天河水 15 分钟。临床表现消失,用清补脾 15 分钟、揉二人上马 10 分钟善后。

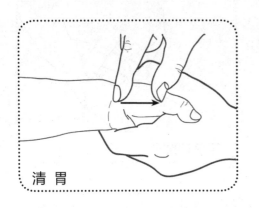

清 胃

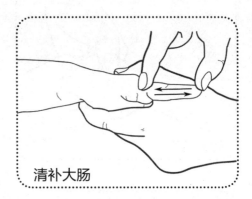

清补大肠

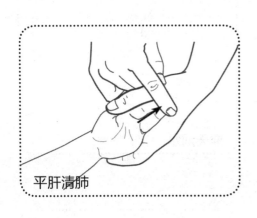

平肝清肺

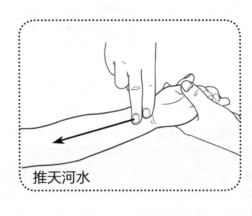

推天河水

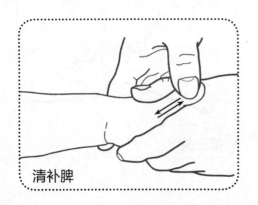

清补脾

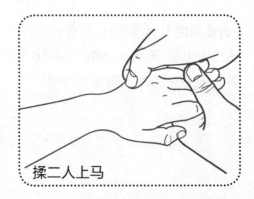

揉二人上马

◎ 麻疹后咳喘

【**临床表现**】余邪留肺,咳喘时作,缠绵不愈。

【**治则**】清肺胃,止咳喘,并透发余邪。

【**治法**】平肝 10 分钟,清肺 10 分钟,推天河水 10 分钟,运八卦 10 分钟。症状消失后用清补脾 15 分钟、揉二人上马 10 分钟善后。

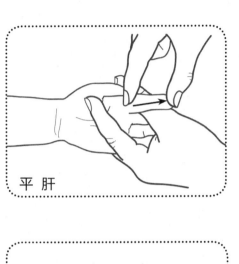

平肝

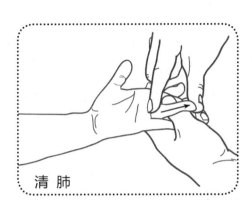

清肺

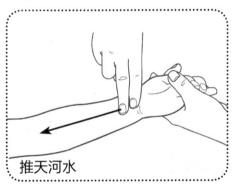

推天河水

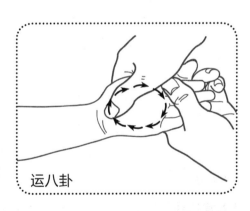

运八卦

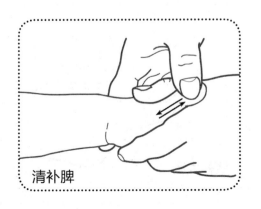

清补脾

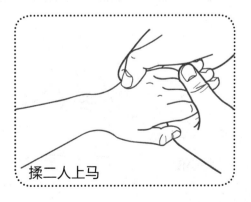

揉二人上马

❖麻疹逆证❖

患麻疹而发热不足,闭疹不出,或出疹极稀,似有似无,舌苔薄白,脉沉不浮,为阴证;发热虽高,而疹出不畅,或高热超过 39℃,为阳证;无汗,昏迷,疹闭不出,毒必内陷,为险象。疹渐变紫黯,为邪入血分,燔灼阴血,如色变黑,体温陡降,危在顷刻。

◎ 逆证阴证

【临床表现】发热不足,闭疹不出,或出疹极稀,舌苔薄白,脉沉不浮。

【治则】扶元阳以助透发,见兼症再随症加穴。

【治法】平肝 15 分钟,清肺 15 分钟,推天河水 30 分钟。

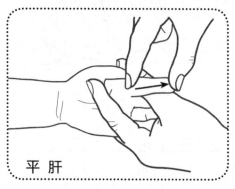

平 肝

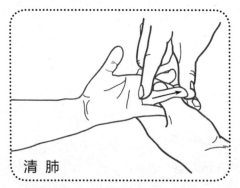

清 肺

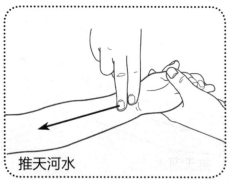

推天河水

【对症加减】1. 兼泻加利小便穴(即膀胱穴和小肠穴)10 分钟,清补大肠穴 15 分钟。

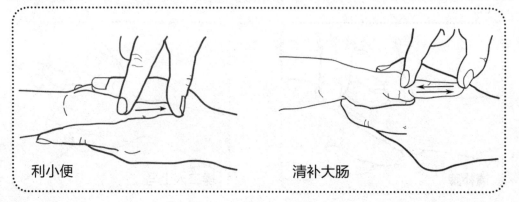

利小便

清补大肠

【**对症加减**】2.兼音哑仍用平肝15
分钟(手法力量加重),清肺15分钟
(手法力量加重),加清胃5~10分钟
(中病即止,不可过用)。

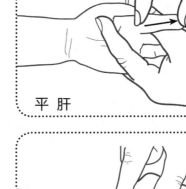

平 肝

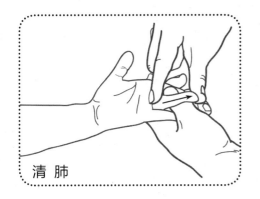

清 肺

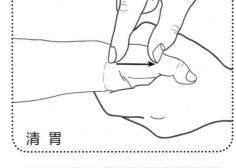

清 胃

【**对症加减**】3.唇干口渴过甚,加清
胃5~10分钟(中病即止,不可过用)。

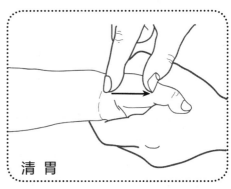

清 胃

【**对症加减**】4.咳嗽较重,仍用清肺15分钟(手法力量加重),加运八卦20分钟。

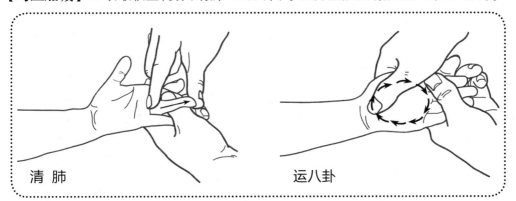

清 肺   运八卦

【**对症加减**】5.兼咽喉红肿,仍推天河水30分钟(手法力量加重),加清胃5~10
分钟。

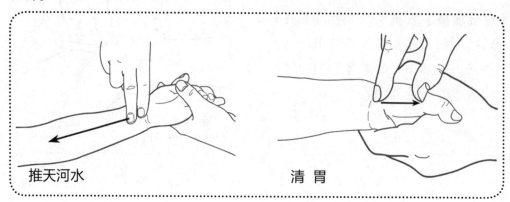

推天河水　　　　　　　　　清 胃

【**对症加减**】6.兼目赤太甚,仍用平
肝15分钟(手法力量加重)。

平 肝

【**对症加减**】7.服食热性发物,发疹
上多下稀,加清胃5~10分钟(不可
过用)。

清 胃

【**对症加减**】8.发痒发喘,加运八卦
15分钟。

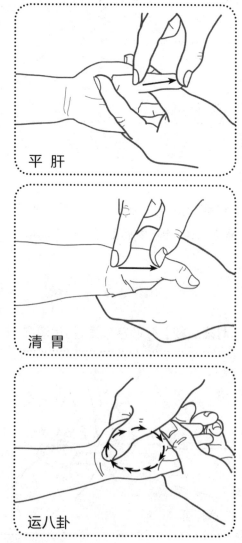

运八卦

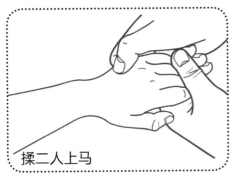

揉二人上马

【对症加减】9. 误食酸凉,体温渐减,
　　加揉二人上马 15 分钟。

【对症加减】10. 伤热,适当加清胃 5 分钟,重者加推六腑 20 分钟。

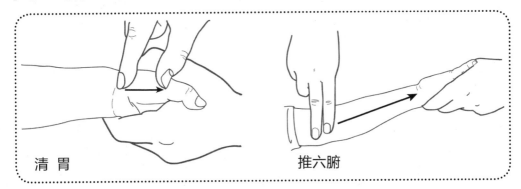

清 胃　　　　　　　　　　　推六腑

【对症加减】11. 伤凉,加揉二人上马 10 分钟,也可加揉外劳宫 10 分钟。

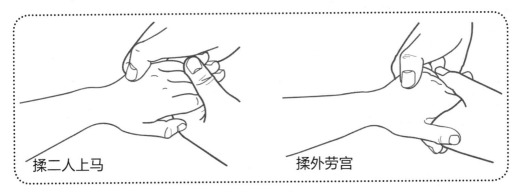

揉二人上马　　　　　　　　　揉外劳宫

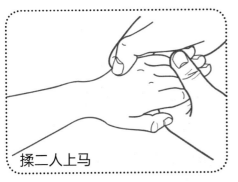

揉二人上马

【对症加减】12. 如麻疹仍不畅透,加
　　揉二人上马 15 分钟。

◎ 逆证阳证

【临床表现】高热过 39℃,疹出不畅。

【治则】透表清热,引毒外出。

【治法】平肝 10 分钟,清肺 10 分钟,推天河水 20 分钟。仍不畅透,加揉二人上马 15 分钟。

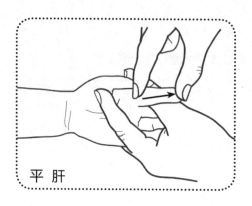

平肝

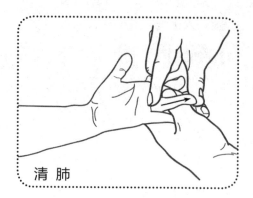

清肺

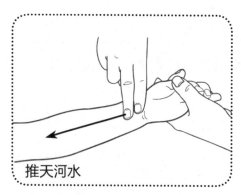

推天河水

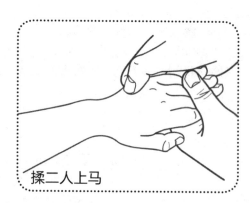

揉二人上马

◎ 邪毒入血

【临床表现】只见疹色紫黯,尚未变黑。

【治则】采取抢救措施,以防万一。

【治法】推六腑 20 分钟,揉二人上马 10 分钟,平肝 10 分钟,清肺 10 分钟,推天河水 20 分钟。

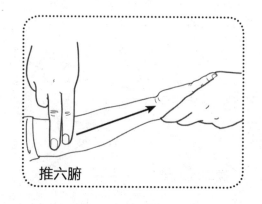

推六腑

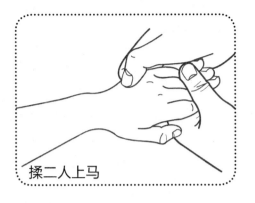

揉二人上马

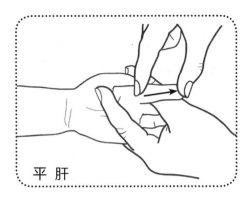

平 肝

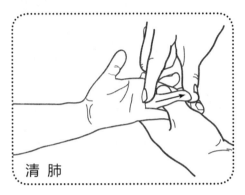

清 肺

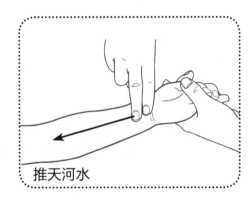

推天河水

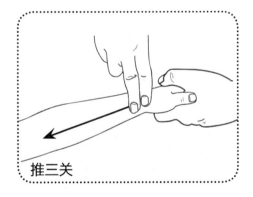

推三关

【对症加减】 体温陡降,未见疹色变黑,先强心助阳,如体温渐复,为有转机,再议他治,穴用推三关 15 分钟、揉二人上马 15 分钟,或揉外劳宫 15 分钟。如体温陡降,汗出如珠,或疹色已黑者,危重难救。

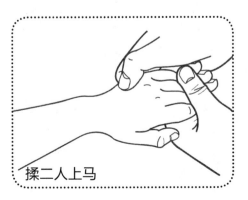

揉二人上马

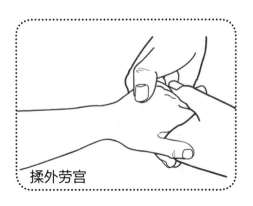

揉外劳宫

◎ 邪闭不出

【临床表现】无汗昏迷,疹闭不出。

【治则】扶助正气,加强透发。

【治法】拿列缺 1~2 分钟,回生之后如能得汗,为有转机,然后平肝 10 分钟、清肺 10 分钟、推天河水 15 分钟,并加揉二人上马 10 分钟助之。

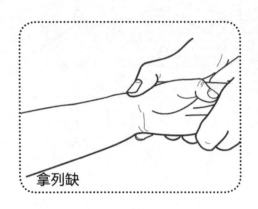

拿列缺

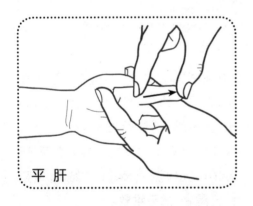

平 肝

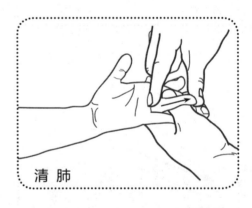

清 肺

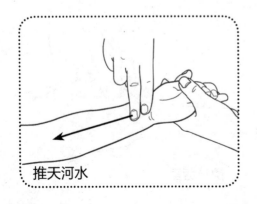

推天河水

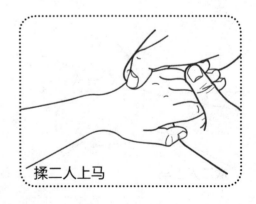

揉二人上马

《麻疹变证》

　　麻疹热邪伤肺,可转成麻疹肺炎。麻疹已出,忽然不见,名曰"倒回",亦属重症。

◎ **麻疹倒回**

【**临床表现**】 出疹情况较正常,因饮食、受凉、受惊等原因,忽然倒回不见,毒必内攻,最为险症。

【**治则**】扶助正气,加强透发。

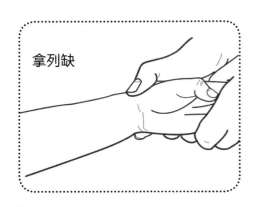

拿列缺

【**治法**】 拿列缺 1~2 分钟,平肝 10 分钟,清肺 10 分钟,推天河水 20 分钟,揉二人上马 10 分钟。

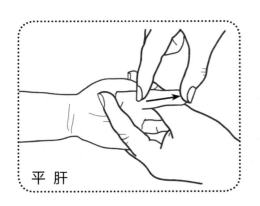

平肝

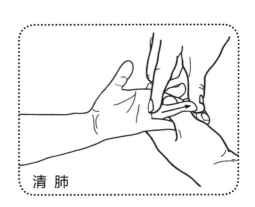

清肺

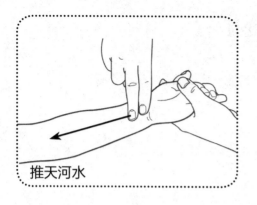

推天河水

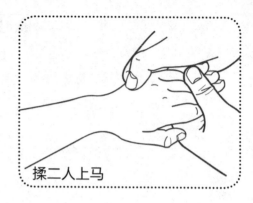

揉二人上马

【**对症加减**】 如见寒象加推三关 10 分钟;腹痛加揉外劳宫 10 分钟;如见麻疹透出,仍用平肝 10 分钟、清肺 10 分钟、推天河水 20 分钟。

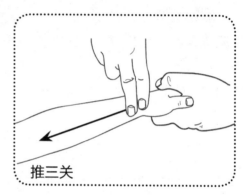

推三关

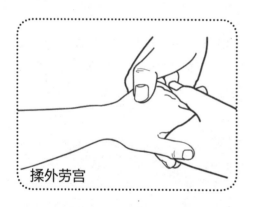

揉外劳宫

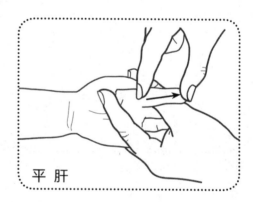

平 肝

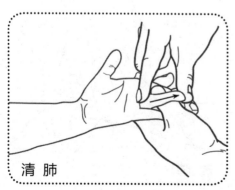

清 肺

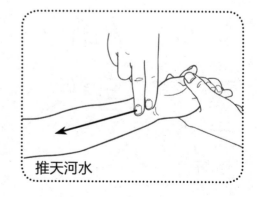

推天河水

◎ 麻疹肺炎

【**临床表现**】 邪热伤肺,又受感染,并发肺炎,因挟有疹毒,咳喘、发热较原发性肺炎为重,见铁锈色痰及鼻翼扇动,脉象弦数。

【**治则**】透表祛邪,清热宣肺,豁痰平喘。

【**治法**】平肝 10 分钟,清肺 10 分钟,推天河水 15 分钟,运八卦 20 分钟。

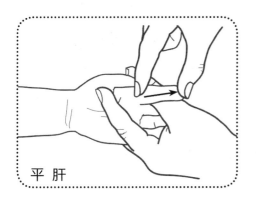

平 肝

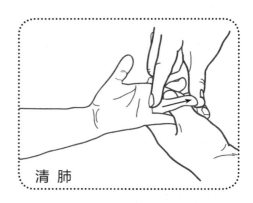

清 肺

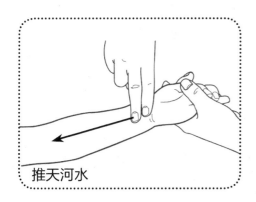

推天河水

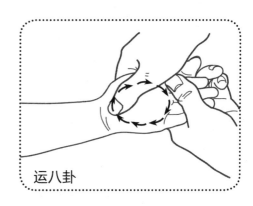

运八卦

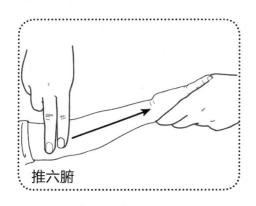

推六腑

【**对症加减**】热太盛,加推六腑 20 分钟;如见其他兼症,加穴与治肺炎相同,唯清胃不宜过用,恐碍麻疹透发。

◎ 病案举例

肖某,1岁半。1957年春,李德修医师诊治。

【主症】患儿于8天前发热,有麻疹先兆,入某医院住院治疗1周。因麻疹不出并发肺炎,病危,其父不忍放弃,求李老救治。检查:体温39.5℃,遍身皮肤青紫,面色紫黑,两目闭合,鼻翼扇动,呼吸浅促,不哭不动,昏迷不醒。

【诊断】疹毒闭肺(麻疹未出并发肺炎)。

【治则】清肺胃,透发余邪。

【治法】平肝清肺,清胃,天河水,推六腑。每穴推5000次(25分钟)。2小时后全身出现红色麻疹,病情转轻。至夜12时,病情复又转重。次日晨按原法推之,每穴6000次(30分钟),中午又按原穴推1次,并用香菜汁、香油调芥末面遍身擦之。麻疹全部出齐。体温降至38.5℃,呼吸均匀,两目睁开,皮肤紫色略退。第3日仍按原法推之。第4日症状大减,体温正常,推拿1周后痊愈。

◎ 麻疹验方

【处方1】芫荽适量。

用法:烧水服,是最好的发物,疹出不透可用鲜芫荽蘸热黄酒搓五心,麻疹很快可出。

功用:透发麻疹。

【处方2】芫荽两棵、鲜茅根15克。

用法:水煎代茶饮。

功用:透发麻疹。

【处方3】芫荽50克,葱须20克,生甘草10克。

用法:上药煎汤擦洗全身,每日1次。

功用:透发麻疹。

顿 咳

本病是由百日咳杆菌所引起的呼吸道传染病,多在冬春季流行,任何年龄的小儿均可感染,以乳幼儿多见。病程较长,缠绵难愈,故又名"百日咳"。

◎ **顿咳 （百日咳）**

【**临床表现**】阵发性、痉挛性咳嗽,终了有吼声,咳时面色潮红或口唇青紫,涕泪交流,引吐痰液或食物,夜甚于昼,甚则鼻衄,痰中带血,舌下有小粒溃疡,颜面浮肿。

【**治则**】宣肺泄热,豁痰止咳。

【**治法**】逆运八卦 15 分钟,揉小横纹 15 分钟,清胃 10 分钟,推天河水或推六腑 10 分钟。

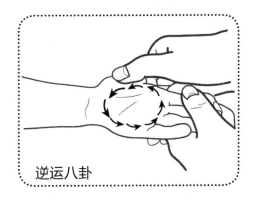

逆运八卦

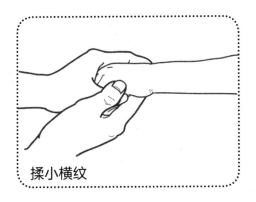

揉小横纹

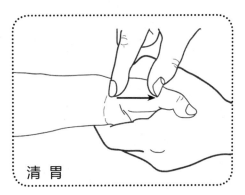

清 胃

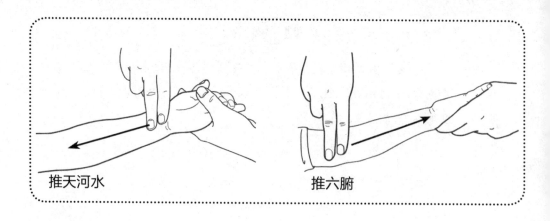

推天河水　　　　　　　　　　推六腑

【对症加减】 1. 痉挛期,咳嗽痰稠,咯吐不利。改用逆运八卦 10 分钟,揉小横纹
10 分钟,推六腑 10 分钟,捣小天心 5 分钟。

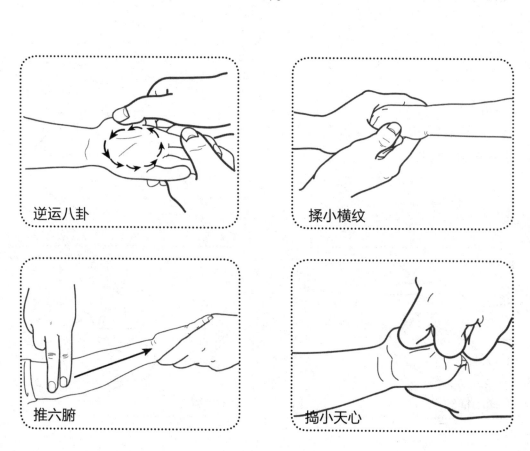

逆运八卦　　　　　　　　　　揉小横纹

推六腑　　　　　　　　　　　捣小天心

【**对症加减**】2.病久,气血亏损,体弱消瘦,咳嗽不典型,治宜清肺养阴。改用揉二人上马 10 分钟,清补脾 10 分钟,揉小横纹 10 分钟,推天河水 10 分钟。

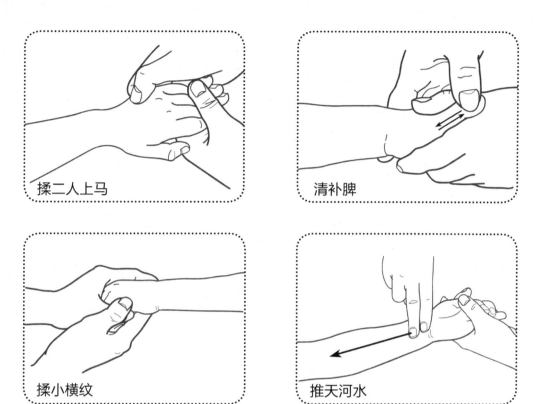

揉二人上马　　　　　　　　　　　清补脾

揉小横纹　　　　　　　　　　　　推天河水

◎ 顿咳验方

【处方 1】鸡苦胆 1 个,白糖适量。

用法:用针刺破鸡胆,将胆汁烘干,加入适量白糖,研末调匀,一岁内患儿分 3 天服完,二岁分 2 天服完,二岁以上 1 天服完,每天分 2~3 次服。

功用:治疗百日咳。

【处方 2】大蒜 15 克,白糖 30 克。

用法:将大蒜捣烂,加糖及开水一杯,浸 5 小时,每日 1 剂,分 3 次服,连服 4~5 天。

功效:治疗百日咳。

❦ 夜啼症 ❧

又称"哭夜",原因不清,可能与婴儿夜间神经兴奋,生活中受惊吓,接生时剪脐带不洁,患儿母亲在怀孕期性情暴躁或吃刺激性食物等有关。表现为夜间啼哭不止,可因吮乳而暂停,吮饱后复哭,至白天则安静些,夜间则又哭,哭的日期多数在五十天左右。

◎ 夜啼症 （哭夜）

【临床表现】夜间啼哭,可因哺乳而暂停,白天安静一些,若因哭而引起抽风,则预后不良,多数哭到日期而自愈。脉与体温都正常,有因哭而引起消化不良、面色苍白或微青、消瘦等症状者。

【治则】平肝,清热,安神。

【治法】1.面部现青色者,平肝10分钟(为主),推天河水15分钟,揉外劳宫15分钟。

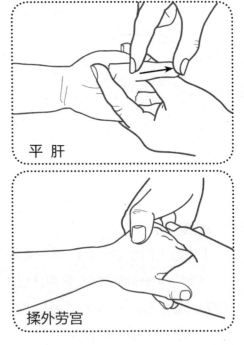

平 肝

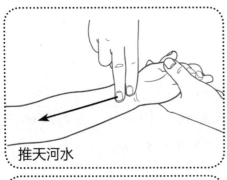

推天河水

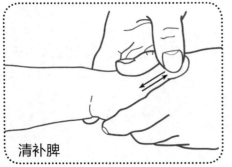

清补脾

揉外劳宫

【治法】2.消化不良者,上法加清补脾10分钟。

◎ **病案举例**

程某,男,2 个月。2011 年 3 月 23 日初诊。

【主症】夜间 1~2 点睡眠中啼哭 10 天,哭声洪亮,醒转喂奶稍停,之后吐奶,仍啼哭,约 1 个小时后复睡,每夜如此似有规律,白天安睡。时常惊悸、烦躁,大便干,排便困难,2~3 日 1 次。来诊时面色红润,口周发青,前囟平坦,腹部胀满,舌尖红苔白,指纹紫滞过气关。

【诊断】夜啼,乃因心火炽盛,上扰神明所致。

【治则】清热安神。

【治法】推天河水 15 分钟,清胃、平肝各 10 分钟。推拿 2 次后夜啼减轻,继续推拿 3 次后痊愈。

◎ **夜啼验方**

【处方 1】莲子心 10 克,菊花 6 克,连翘心 6 克,生甘草 3 克。

用法:水煎服。每日服 2 次,每次服 2~3 汤匙。

功用:清心热,泻肝火,解毒,安神。

【处方 2】淮山药 15 克,炒麦芽 12 克,红枣 12 克,生姜 6 克。

用法:水煎服。每日服 2 次,每次服 1~2 汤匙。

功用:健脾,和胃,祛寒。

【处方 3】小麦 30 克,芡实 15 克,黑枣 6 枚。

用法:将黑枣去核,与小麦、芡实一同加清水煎服。每日 1 剂。连服 7 天。

功用:健脾和胃,适用于小儿脾胃气虚所致的夜啼。

《夜惊证》

　　幼儿在夜间睡眠中忽然惊醒，表现恐怖状态，所以叫作夜惊证。本病多由于听鬼怪故事、看惊险的电影，以及幼儿不听话时家长用恐吓及打骂的办法对待幼儿，导致幼儿大脑受刺激而精神紧张所致，造成夜间噩梦，形成夜惊证。

◎ 夜惊证

【临床表现】与急慢惊风有根本的不同，白天没有受惊吓的现象，夜间常忽然惊起，狂呼乱叫或大哭而醒，求助、拥抱母亲，若不急速治疗，常能引起抽风。脉象与体温多正常，主要靠主诉和详细问诊掌握病因，施以正确的治疗。

【治则】清心泻火，安神益智。

【治法】病程短者，取平肝10分钟，清补脾10分钟，推天河水15分钟，运八卦15分钟。

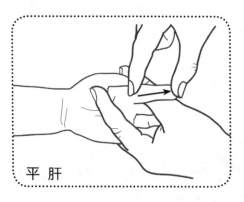

平 肝

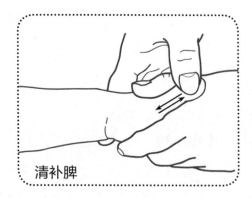

清补脾

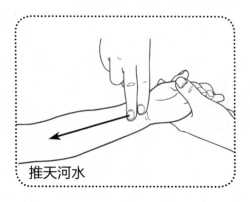

推天河水

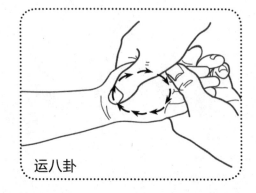

运八卦

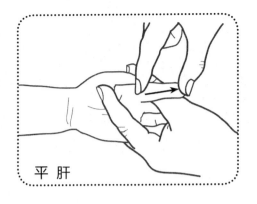

平 肝

【**治法**】迁延日久者,取平肝 10 分钟,清补脾 10 分钟,推天河水 15 分钟,运八卦 15 分钟,揉二人上马 15 分钟。

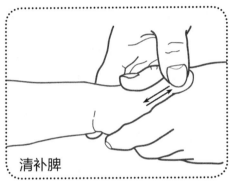

清补脾

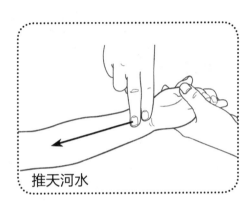

推天河水

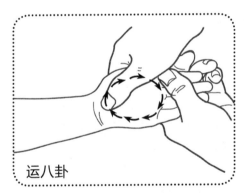

运八卦

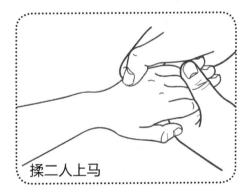

揉二人上马

◎ **夜惊证的生活调理**

1. 养成良好的作息习惯,如避免白天过度兴奋和劳累、睡前不宜吃过多的食物、保持室内空气流通等,以消除影响睡眠的因素。

2. 父母应帮助孩子调节情绪,尽量避免可能引发夜惊证的诱因,如给小孩讲恐怖故事、观看惊悚电影等。

❀ 新生儿黄疸 ❀

是以新生儿周身皮肤、双目、小便都见黄色为特征的一种病症,其中黄色较淡,一周内不加重者,属生理性黄疸,一般不需治疗。若黄色逐渐加深,或伴有其他症状者,则多为病理性黄疸。黄疸的病因主要是感受湿热之邪,亦可因脾气虚弱,湿从寒化,寒湿阻滞而致。

◎ 新生儿黄疸

【临床表现】湿热型(阳黄):皮肤、面目发黄,颜色鲜明,或有发热,便干烦躁。寒湿型(阴黄):皮肤、面目发黄,色泽晦暗,四肢欠温,大便稀溏。

【治则】湿热型宜清热利湿;寒湿型宜温中健脾除湿。

【治法】1. 湿热型:平肝5分钟,推六腑10分钟,利小便5分钟。

2. 寒湿型:揉外劳宫10分钟,平肝5分钟,清补脾10分钟。

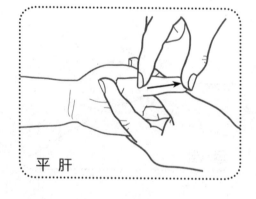

平 肝

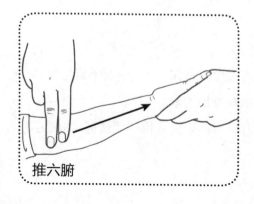

推六腑

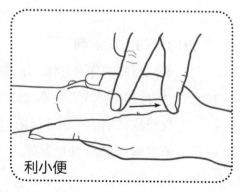

利小便

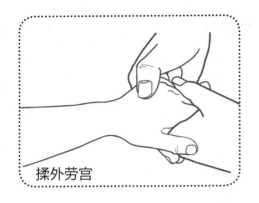

揉外劳宫

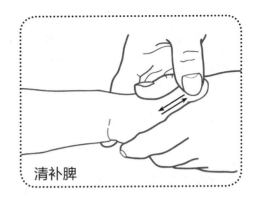

清补脾

【**对症加减**】热象不重者,推六腑改用推天河水 10 分钟。以上均可间断用揉二人上马 5~10 分钟,以免过于寒凉。

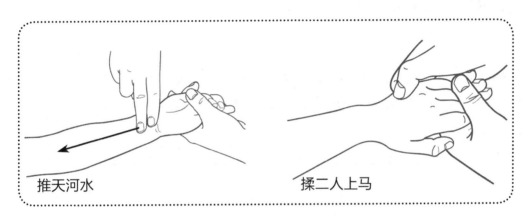

推天河水　　　　　　　　　揉二人上马

◎ **病案举例**

范某,男,20 天。2012 年 4 月 23 日初诊。

【**主症**】患儿系足月顺产,生后 7 天出现黄疸,至今不退,面目皮肤发黄,腹胀,大便干,2~3 日 1 次,舌红苔白。在某医院诊断为"新生儿胆汁淤积综合征",服用西药无效。

【**诊断**】胎黄,湿热型,此乃湿热熏蒸,透发肌肤所致。

【**治则**】清热利湿退黄。

【**治法**】平肝 5 分钟,推六腑 10 分钟,揉外劳宫 10 分钟,利小便 5 分钟。推拿 2 次,大便日 2 次,便软。改清补脾 10 分钟,揉外劳宫 5 分钟,平肝 5 分钟。推拿 3 次,腹胀、黄疸明显减轻。又继续推拿 5 次,黄疸全消,二便正常而痊愈。

⟨新生儿吐乳⟩

多因喂养不当,乳食无节,或受寒引起。先天性幽门发育不良引起的呕吐不在此讨论。

◎ 新生儿吐乳

【临床表现】主要看呕吐物,如呕吐物酸腐、口中气热、腹胀、烦躁,多属热证;如呕吐物味轻、面色青白、四肢不温,多属寒证。

【治则】热证宜清热和胃止吐;寒证宜温中散寒止吐。

【治法】1. 热证:运八卦 10 分钟,清胃 5 分钟,推天河水 10 分钟,揉板门 5 分钟。
2. 寒证:揉外劳宫 10 分钟,清补脾 10 分钟,揉板门 5 分钟。

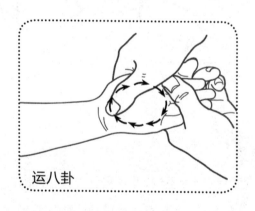

运八卦

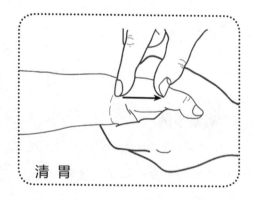

清胃

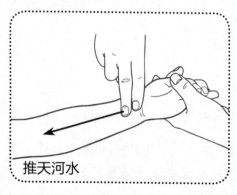

推天河水

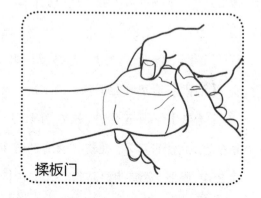

揉板门

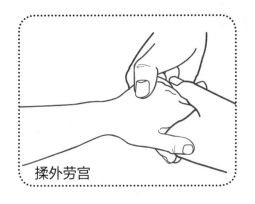

揉外劳宫

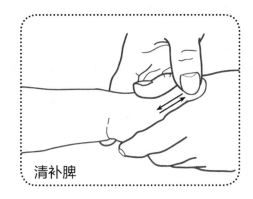

清补脾

【对症加减】 热重者,去天河水改用推六腑 10 分钟;腹胀者,加推大四横纹 10 分钟。

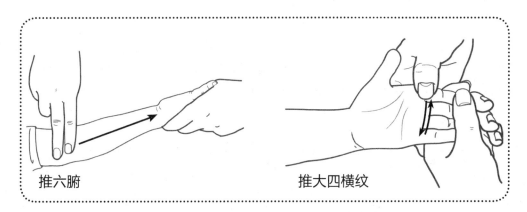

推六腑   推大四横纹

◎ 病案举例

刘某,女,20 天。2011 年 7 月 19 日初诊。

【主症】 吐奶 3 天,因喂奶粉引起,喂奶后吐乳,夹有凝乳块,之后喂哺母乳后也时常吐乳,口中气热,腹胀满,大便干,烦躁,夜间时常啼哭不眠。舌红苔白,指纹紫滞。

【诊断】 新生儿吐奶,此乃喂养不当,乳滞肠胃,气逆作吐。

【治则】 清热和胃,降逆止吐。

【治法】 运八卦 10 分钟,推天河水 10 分钟,清胃 5 分钟,揉板门 5 分钟。推拿2 次后腹胀消,喂母乳未吐,大便 1 次量较多,夜眠安。继续上述推拿治疗 2 次痊愈。

⧼ 囟门闭合晚 ⧽

婴儿的前囟门一般于1~1.5岁时闭合,若2岁左右尚未闭合,多与患儿先天不足、肾气亏损,或大病久病致体质虚弱有关。

◎ 囟门闭合晚

【**临床表现**】 前囟门未闭,患儿其他方面亦发育迟缓,如站立、行走、语言等,均晚于同龄者。

【**治则**】培补元气。

【**治法**】选择一:揉二人上马15分钟,揉阳池10分钟,推三关10分钟,补脾15分钟,平肝5分钟,推大四横纹10分钟。以二人上马、补脾为主穴,可轮流加用其他1~2穴。

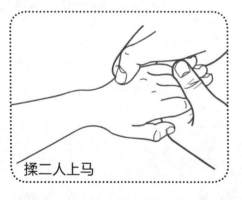

揉二人上马

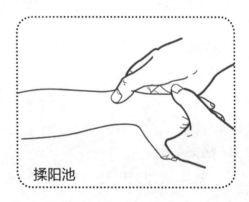

揉阳池

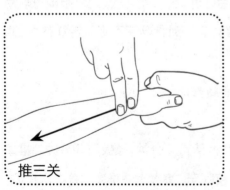

推三关

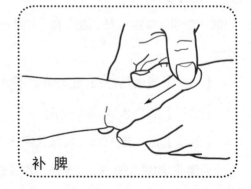

补 脾

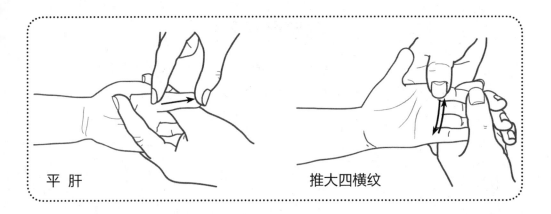

平肝   推大四横纹

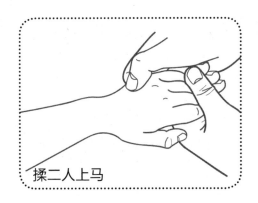

揉二人上马

【治法】 选择二：独用揉二人上马
30~60 分钟。

◎ 宝宝囟门的保护

1. 不要给宝宝使用材质太硬的枕头，避免引起宝宝头部及囟门变形。此外，想要宝宝的头形完美，就要经常为他翻翻身，改变一下睡姿。

2. 注意家中家具等，避免尖锐硬角弄伤宝宝的头部。若宝宝不慎擦破头皮，应立即用酒精棉球消毒以防止感染。

3. 给宝宝洗澡时用宝宝专用洗发液清洗囟门，避免刺激头皮诱发湿疹。清洗时应轻轻地揉洗，不应强力按压。

4. 外出时给宝宝戴好帽子，保护囟门。

⟨ 脑发育不全 ⟩

可因父母气血虚弱致婴儿先天不足,或后天护养失宜,或疾病缠绵,治疗和护理不当,使小儿气血不足、肝肾亏损而致小儿脑发育不全。

◎ **脑发育不全**

【**临床表现**】面色无华,神情呆滞,智力不健,或肢体时有抽动,甚则瘫痪等。

【**治则**】滋补肝肾,益气养血。

【**治法**】平肝 10 分钟,揉二人上马 15 分钟,揉阳池 10 分钟,捣小天心 1~2 分钟。

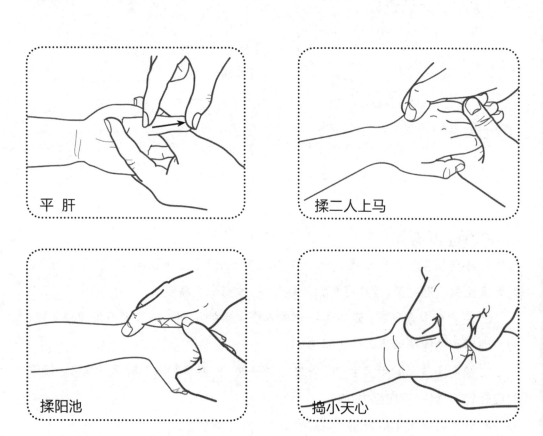

平肝

揉二人上马

揉阳池

捣小天心

◎ 病案举例

梁某,男,1 岁 8 个月。2001 年 5 月 12 日初诊。

【主症】患儿出生后至今不能站立,不会行走,不会说话。患儿出生时足月顺产,体重 3.3 千克,四肢活动无明显异常。生后时常惊悸,或烦躁,哭闹不安,睡眠较少,口流涎。8 个多月才会翻身,发现其右侧上下肢活动不灵。曾经于某医院诊断为先天性脑发育不全,对症治疗效果不明显。查体:面色无华,神情呆滞,反应迟钝,头小枕平,不能自己站立,他人扶持站立时,足尖点地,两腿强直。舌尖红苔白,指纹青过气关。

【诊断】五迟症(脑发育不全),属于先天不足、脑海失养所致。

【治则】补肾健脑,益气养血,益智开窍。

【治法】揉二人上马 20 分钟,揉阳池 15 分钟,平肝 10 分钟,捣小天心 5 分钟。推拿半月后惊悸、烦躁减轻,两下肢活动较前灵活。继续同前治疗 30 天,反应较前灵活,开始牙牙学语,发音如"妈妈"等,开始自己扶沙发攀爬,睡眠安宁。教给家长上述推拿手法,嘱其在家给孩子每日推拿 1 次,2 月后随访,认识家人,能喊"爸爸""妈妈",右侧肢体较前有力,扶站可以脚掌、脚跟着地。嘱继续推拿治疗,并加强语言、动作和智力的训练。1 年后电话随访,孩子可以自己慢行,说简单的句子。

◎ 脑发育不全患儿的调护

1. 脑发育不良的患儿因发育迟缓,各种动作的发育均迟于同期的健康儿童,故应有专人守护,保证其安全,以免造成跌仆伤、烫伤等意外伤害。

2. 居室内环境宜整洁、温暖、阳光充足、通风良好。

3. 保持患儿的个人卫生,定期洗浴,并及时更换衣服、床单、被褥等。

4. 要养成良好的生活习惯,做好防寒保暖工作,以避免风寒,预防感冒。天气晴暖时,可带领患儿到户外阳光下活动,呼吸新鲜空气,并协助其进行功能锻炼,以增强体质,促进生长发育。

5. 不要偏食,避免造成营养不良;不要过多食用辛辣、油炸及甜腻食物,不宜滥食温补品。

❪疝 气❫

小儿常见的是腹股沟疝,中医又称"狐疝",多与先天不足、中气下陷、寒凝肝脉有关。当疝气发生时,在腹股沟一侧或两侧,有稍带弹性的肿物突出,或进入阴囊。

◎ **狐疝**

【**临床表现**】本病与西医所说的腹股沟斜疝的临床表现颇为相同。其疝内容物容易因站立、行走、哭泣、咳嗽等因素而突出,突出后也易被复位。轻者无明显不适,重者可有少腹疼痛、阴囊坠胀不适等。

【**治则**】补中益气,疏肝散结。

【**治法**】平肝10分钟,揉二人上马15分钟,补脾10分钟,揉外劳宫10分钟;或独用揉二人上马30分钟以上。

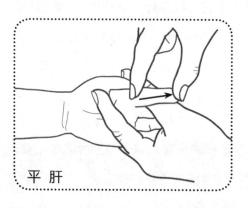

平 肝

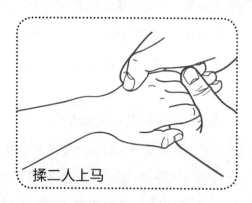

揉二人上马

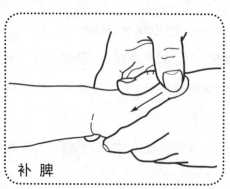

补 脾

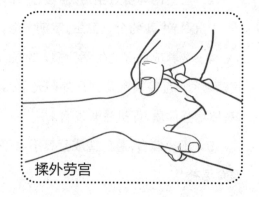

揉外劳宫

◎ 病案举例

【病案 1】李某,男,2 个月。2002 年 7 月 9 日初诊。

【主症】患儿右侧睾丸肿大,哭闹或排便时增大,睡眠时缩小或消失。烦躁不安,时惊悸。查体:面色红润,腹部微胀,右侧阴囊肿大如核桃,舌红苔白。

【诊断】疝气(右)。

【治则】补中益气。

【治法】揉二人上马 15 分钟,补脾 10 分钟,平肝 5 分钟,揉外劳宫 10 分钟。推拿 3 次,疝肿脱出次数减少,惊悸烦啼解除,睡眠安宁。改揉二人上马、补脾各 10 分钟,平肝 2 分钟。连续推拿 6 次,阴囊肿大消失。随访 1 年,疝气未再发。

【病案 2】赵某,男,2 岁。2011 年 3 月 21 日初诊。

【主症】患儿疝气 10 天。平时一直大便秘结,呈羊粪状,2~3 日 1 次。近 10 天发现每次大便用力时右侧大腿根部隆起球形硬包,可还纳。在某医院诊为"腹股沟斜疝"。来诊时令患儿站立咳嗽,在右侧腹股沟有一球形肿块突起,无疼痛,可还纳。舌淡红苔白润。

【诊断】疝气,乃气虚下陷、固摄无权所致。

【治则】补中益气固摄,通便。

【治法】揉二人上马 20 分钟,补脾 10 分钟,清大肠 10 分钟,揉外劳宫 10 分钟,运水入土 10 分钟。推拿 3 次后,大便质软成条,日 1 次,未见疝脱出。推拿 10 次痊愈。半年后随访,疝气一直未再犯。

❰鞘膜积液❱

亦称"水疝",本病多因先天不足,肾的气化不利,水液下注而成。阴囊偏侧肿垂者,名"偏坠"。继发性鞘膜积液则多因睾丸外伤,血瘀阻络,水液不行所致。

◎ **鞘膜积液**

【临床表现】患侧阴囊肿大,扪之有光滑的囊性肿物,透光试验阳性。

【治则】健脾补肾,通络利湿。

【治法】平肝10分钟,揉二人上马15分钟,清补脾10分钟,清补大肠10分钟。

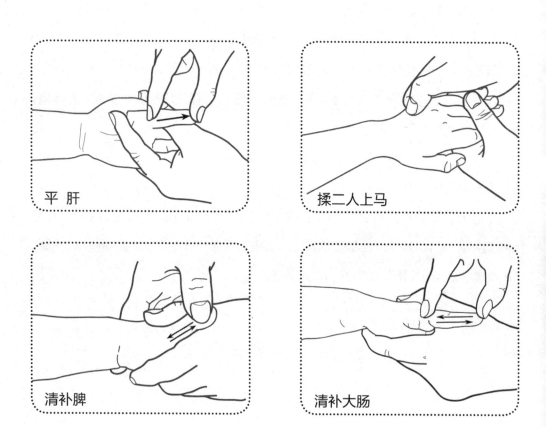

平肝

揉二人上马

清补脾

清补大肠

第八章

小儿保健和居家调养

随着生活水平的不断提高，人们对于身体健康及日常保健越来越重视。尤其是小儿患病后，父母都希望孩子少受药物的毒害，能使用一些无副作用的疗法，让孩子尽快痊愈、健康成长。小儿推拿、饮食调养、生活调养正顺应了这一趋势，所以越来越受到广大家长的欢迎和信赖。

一、益气健脾推拿法

【**主穴**】清补脾 15 分钟,运八卦 10 分钟,揉外劳宫 10 分钟。

【**配穴**】揉二人上马 10 分钟,推大四横纹 10 分钟,平肝 5 分钟。

【**作用**】益气健脾,温中散寒,消积。

【**用法**】2~3 天 1 次,或 1 周 1~2 次。推拿时主穴一般全用,配穴则可选用 1~2 个。

※**深度解析**:"脾为后天之本",是小儿气血的来源。小儿肌肉丰满、肢体健壮等都依赖于脾胃正常的运化功能。因此,脾胃功能健旺,则可保证小儿健康成长的需要。

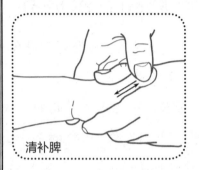
清补脾

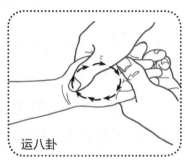
运八卦

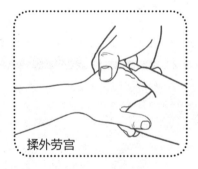
揉外劳宫

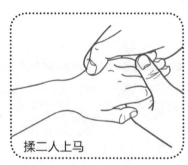
揉二人上马

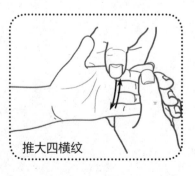
推大四横纹

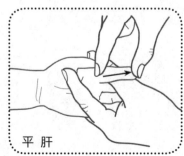
平 肝

二、益气补肺推拿法

【**主穴**】平肝清肺 10 分钟,清补脾 15 分钟,推大四横纹 10 分钟。

【**配穴**】推天河水 10 分钟,揉二人上马 10 分钟,揉外劳宫 10 分钟。

【**作用**】益气固表,培土生金。

【**用法**】2~3 天 1 次,或 1 周 1~2 次。推拿时主穴一般全用,配穴则可选用 1~2 个。

※**深度解析**:肺为五脏之华盖,主一身之气,司呼吸,外合皮毛,开窍于鼻。如肺气不足,卫外功能下降,则不耐邪侵,易出现呼吸系统的疾患。

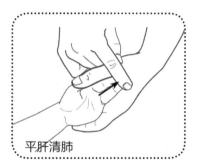
平肝清肺

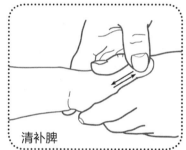
清补脾

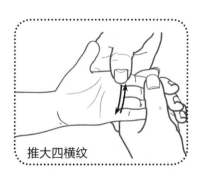
推大四横纹

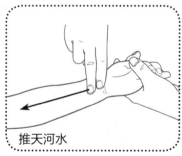
推天河水

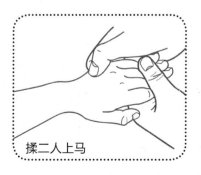
揉二人上马

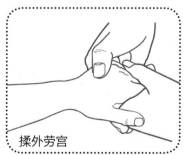
揉外劳宫

三、益气补肾推拿法

【主穴】揉二人上马15分钟,补脾15分钟,揉外劳宫10分钟。

【配穴】平肝5分钟,推天河水10分钟,推大四横纹10分钟。

【作用】固元气,壮水火。

【用法】2~3天1次,或1周1~2次。推拿时主穴一般全用,配穴则可选用1~2个。

※**深度解析:**"肾为先天之本",肾阴肾阳来源于后天脾胃的滋养,而脾胃的运化又需肾阳的温煦。小儿的骨骼、脑髓、发、耳、齿等的发育皆与肾有密切的关系。小儿肾气未盛,故"肾常虚",肾气不足,则可影响小儿的生长发育。运用益气补肾推拿法进行小儿保健,可健脾强肾固元,促进小儿健康生长发育。

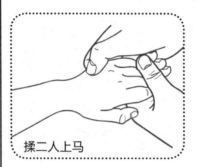

揉二人上马

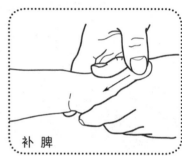

补脾

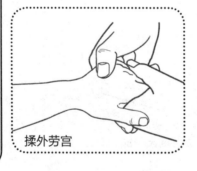

揉外劳宫

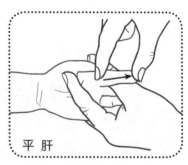

平肝

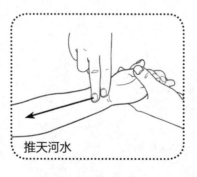

推天河水

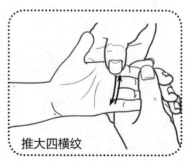

推大四横纹

四、安神益智推拿法

【**主穴**】揉二人上马 20 分钟,揉阳池 10 分钟。

【**配穴**】平肝 5~10 分钟,推天河水 10 分钟,捣小天心 1~2

分钟。

【**作用**】安神益智,补肾填精。

【**用法**】2~3 天 1 次,或 1 周 1~2 次。推拿时主穴一般全用,

配穴则可选用 1~2 个。

> ※**深度解析:**肾藏精,主骨生髓,主生长发育。肾功能健旺,则精充髓满,头脑聪明,智力正常。

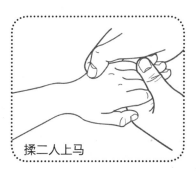

揉二人上马

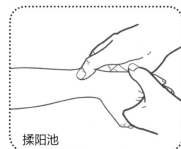

揉阳池

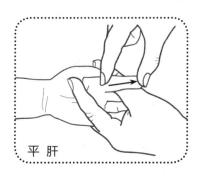

平 肝

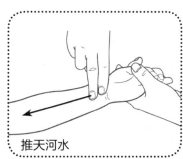

推天河水

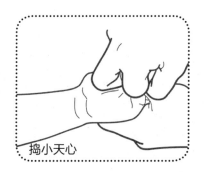

捣小天心

五、食养

胎儿孕育于母体,受母体精、血、气、神之养而发育成婴儿降世,乃为先天之养。婴儿受乳母哺乳之养,以安新生。婴儿之健康生长,则赖饮食之养,此乃后天之本也。饮食五味,善养五脏而益气血,五脏和顺,气血旺盛,五脏强健而益生命,气血旺而育神智。

善"治未病"者乃医之良工。食治之益,可养生,可治未病,婴幼之疾,食治最善。五谷为养,五果为助,五畜为益,五菜为充,气味合而食之,以补精益气。调饮食之性,合饮食之味,滋养婴幼儿,必益于其发育、生长。

◎ **脾胃之养**

饮食乃养生之本,五脏六腑之主宰生命、气血津液之滋润生机,莫不由于饮食。

脾胃为五脏之宗,脾胃化生精微以养精、气、神。精足以强命,气壮以强身,神盈以强生,脾胃之要乃见。

【**食养方1**】龙眼肉。

方义:龙眼肉,性温,味甘。入心、脾经。龙眼乃益脾、养心之食,为补脾胃、养营血之药。善食龙眼并饮其汁者,有养营血而安心神之力、补心气而益脾气之功,故龙眼有"果中神品,老弱宜之"之美誉。

食法:龙眼肉置砂锅内煎汤。男幼儿,戌时(19~21时)饮汤。女幼儿,巳时(9~11时)饮汤。

【**食养方2**】山药。

方义:山药,性平,味甘。入脾、肺、肾经。山药,乃补脾益气之食,为补脾肺、益肾强阴之药。婴幼儿食之,益于发育、生长。

山药,可益脾气而渗湿,滋阴血而消烦热,助脾气而益消化。婴幼儿常外感"六淫"之邪而生湿热,善食之,必受其益。

食法: 鲜山药去皮切片, 入砂锅内煎汤。男幼儿, 巳时 (9~11 时) 饮汤; 女幼儿, 辰时 (7~9 时) 饮场。

◎ 气血之养

气血之养, 乃育养生命之本。气血滋养脏腑, 使肺输气、心布血、脾运化、肾藏精、肝藏血。故气血润养脏腑之气化、化生作用, 影响着婴幼儿的发育生长。

※**深度解析**: 气, 乃人体活动之物质基础之一。中医理论认为, 五脏六腑各有脏腑之气。血, 乃生理机能之物质基础之一。中医理论认为, 血液运行脉中营养全身。

【食养方 1】 柏子仁 3 克, 荔枝肉 5 枚。

方义: 柏子仁, 性平润, 味甘, 入心、肾、大肠经。养心血, 通心窍, 益血宁心。补肝脾而益肝之藏血、脾之统血, 乃柏子仁之长。

荔枝, 性温, 味甘酸, 入肝、脾经。助脾气, 益肝血, 滋阴养营, 补养血虚。

二味相合, 有益气养血之功, 有滋阴壮阳之效。婴幼儿或乳母饮用, 日久, 可见其益。

食法: 将柏子仁、荔枝共入砂锅内, 加水文火煎汤饮之。宜于寅时 (3~5 时)、午时 (11~13 时)、酉时 (17~19 时) 饮用。

饮量随意, 连续饮用 3~5 次, 停饮 3 日。

注: 可内加甘菊 5 朵, 以滋肺阴而降火除热, 养睛目而祛肝风。

【食养方 2】 桑葚 9 克, 龙眼 16 枚, 葡萄 24 颗。

方义: 桑葚, 性凉, 味甘, 入肝、肾经。滋肝补肾, 充血液, 养阴固精, 健筋骨。

龙眼, 性温, 味甘, 入心、脾经。为养心补脾之要药、养血补气之仙果。滋营而充液, 安神而宁志。

葡萄, 性平, 味甘。入肝、肾经。功能: 补血, 强心, 滋肾阴, 益肝, 养胃, 强筋骨。

三味相合, 养心而益血, 补肾而滋肝, 强先天之本, 利肝而舒筋, 保心而安身, 固肾而益精, 婴幼儿和乳母宜食。

食法: 将桑葚、龙眼肉、葡萄干,共入砂锅内,文火水煎。

宜于午时(11~13时)、酉时(17~19时)饮用。

注: 可加冰糖适量。

【**食养方3**】柿饼2个,粳米100克,百合8瓣。

方义: 柿饼,味甘涩,性平。入肺、脾、胃经。滋肺,补脾,定喘咳而开胃; 涩肠,益血,止泻,止血。

粳米,性平,味甘,入脾、肺经。养脾胃之气,生阴液滋肺。

百合,性微寒,味甘,入心、肺经。滋肺,养心,利咽止咳而清热安神。

三味相合,补肺脾,益气血,利于婴幼儿发育、生长。

食法: 将柿饼、百合煮烂捣泥,渗入粳米浓汤内,搅拌均匀食用。

宜于卯时(5~7时)、巳时(9~11时)、亥时(21~23时)服用。

◎ **筋骨之养**

婴幼儿在发育生长中,筋力之强弱体现筋血之盛衰。而筋血之盛衰,与肝有着密切关系。"肝主筋",肝脉疏泄畅达,筋脉则屈伸舒展,肢体、关节则活动柔利。

婴幼儿在发育生长中,骨之坚实反映精气之强弱。而精气之强弱,与肾有着直接联系。"肾主骨",肾气充足则固摄有度,肾精充足则滋养有度,小儿发育生长则蓬勃旺盛。

【**食养方**】黄鳝1条,桑葚6克。

方义: 黄鳝,性温,味甘,入肝、肾经。善通经络,增力而壮筋,补气益血,除湿而坚骨。桑葚,性凉,味甘,入肝、肾经。滋肾,养肝,补益气血,强健筋骨。二味相合,补益肾阴而益髓健骨,通达脉络,而增强筋力。

食法: 将黄鳝洗净,用水浸泡,切段,同桑葚共入砂锅内,加水文火煮之。加黄酒适量,加食盐少许。

宜于卯时(5~7时)、酉时(17~19时)饮汤适量。

附录一:《推拿三字经》原文注释

徐谦光　奉萱堂　药无缘　推拿恙

【注解】徐谦光,字宗礼,山东登州府宁海县(今山东烟台牟平区)人氏。

奉:侍奉、侍候。

萱堂:古代母亲的代称。

缘:缘分。

推:推拿手法之一,医者以右手食指和中指两指或拇指在穴位上定向摩擦。

拿:推拿手法之一,医者以双手虎口部用力握住患者一定部位。

推拿:又名按摩,在远古时代,医药尚未发明之前,人类患病,皆以推、拿、按、摩、掐达到治病的目的。后来经过长期临床实践,推拿有很大发展。到了隋唐推拿盛极一时,太医院设有专科。宋元曾停滞,明清又有发展,有名的著作有明代周于蕃的《小儿推拿秘诀》、清代熊应雄的《小儿推拿广意》、夏禹铸的《幼科铁镜》、骆如龙的《幼科推拿秘书》等。

恙:疾病。

【解读】徐谦光为治母病,因为其母服药困难所以用推拿法治疗,从此开始研究推拿术,历二十余年,终于光绪丁丑年仲春,将其经验著成《推拿三字经》一书。

自推手　辨诸恙　定真穴　画图章

【注解】辨:辨别,分别。

诸:所有的。

定:确定。

真:真实。

穴:人身气血凝聚之处,用以治病的部位。

图:图表。

章:文章,文字。

【解读】自己推自己的手,辨别何穴治何病有效。并将效穴所在人体部位,画成图表,用文字编成歌诀,加以注解,即成本书。

上疗亲　下救郎

【注解】亲:狭义解释为亲戚,广义则为老年人。

　　疗:治疗。

　　救:挽救。

　　郎:孩子,儿郎。

【解读】掌握推拿术,即可治老人和儿童的疾病。

推求速　惟重良

【注解】求:要。

　　速:迅速,快。

　　惟:只有。

　　重:推力重。

　　良:好。

【解读】推拿手法以取穴真实、速度快、有节奏、指力重而平稳,效果最好。

独穴治　有良方　大三万　小三千
婴三百　加减良　分岁数　轻重当

【注解】独:单独,一个。

　　方:方法。

　　大:大人,古代以十六岁至百岁为大人。

　　小:小儿,古代以五岁至十五岁为小儿,因天癸未至。

　　婴:婴儿,古代以五岁以下为婴。

　　加:增加。

　　减:减少。

　　分:分别,按照。

　　轻重:指力轻重。

　　当:适当。

【解读】辨病出何脏,其属阳属阴,在表在里,是实是虚,及其寒热属性,再参照年龄大小,选用独穴治疗,因独穴亦各有其寒热补泻属性,其力专效宏。

从吾学 立验方 宜熟读 勿心慌

【注解】 从：跟。

吾：我，即徐谦光。

验：效验，经验。

宜：要。

熟：熟练。

读：背诵。

勿：不要。

慌：慌张。

【解读】 跟着我学习这些经验过的效方，要熟练，临床不要慌张。

治急病 一穴良 大数万
立愈恙 幼婴者 加减良

【注解】 急病：发病急促、病势严重、变化迅速的病症。

立：立刻。

幼婴：不满三岁的儿童。

【解读】 急性病可用独穴治疗，大人可推数万次，幼婴可根据病情适当加减。

治缓症 各穴量 虚冷补 热清当

【注解】 缓症：发病日久、病情复杂、变化缓慢的疾病。

量：考量，选择。

虚：《内经》曰"精气夺则虚"，症见：饮食不佳，语言声低，气短，周身无力，精神萎靡，消瘦，听力、视力减退，舌体胖嫩等。

冷：即寒。《内经》曰："阴胜则寒。"症见：手足冷，畏寒，面色苍白，口不渴，喜热饮，小便清长，大便稀薄不臭，舌苔白，脉迟等。

热：《内经》曰"阳胜则热"，症见：发热，恶寒，口渴喜冷饮，面赤烦躁，大便黄黏较臭，小便短赤，大便闭结或自利，肛门灼热，舌苔黄，舌质红，脉数等。

补：《内经》曰"寒者热之""劳者温之""损者益之"，即虚寒证用温补药治之，推拿亦然。

清：《内经》曰"热者寒之"，即热性病用寒药治之，推拿亦然。

【解读】治慢性病，应根据病情选用适当穴位，虚寒证用温补法，热证用清法。

大察脉　理宜详　浮沉者　表里恙　迟数者　冷热伤　辨内外
推无恙　虚与实　仔细详　字廿七　脉诀讲　明四字　治诸恙

【注解】察：诊察，检查。

脉：中医认为"脉为血府"，《灵枢·本神》说"心藏脉，脉舍神"，通过诊脉可以了解人体的气血运行情况。所谓脉象，是指手指感觉脉搏跳动的形象。关于中医脉诊详见他书，临证常用寸口诊法，先以中指指目（指尖和指腹交界处，手指与皮肤呈45度夹角时即可）按到掌后高骨（桡骨茎突）为关脉部位，称为中指定关，跟着把食指放在中指之前，关前为寸（远心端），然后放无名指于中指之后，关后定尺（近心端）。病人臂长，布指略疏，病人臂短，布指略密，以适中为度，部位取准后，三指用同样的力量，按诊三部脉象，也可单按其中一部脉象，如诊关部则微提食指和无名指，诊尺部则微提中指、食指，先单按或先总按均可。诊脉时间以脉五十动为准，寸、关、尺三部配五脏六腑，见下表。

寸口与脏腑相应的几种说法比较

文献	寸		关		尺		说明
	左	右	左	右	左	右	
《难经》	心	肺	肝	脾	肾	肾	小肠和大肠配心肺，是表里相属；右肾属火，故右尺亦候命门
	小肠	大肠	胆	胃	膀胱	命门	
《脉经》	心	肺	肝	脾	肾	肾	据脏腑表里关系配属各部
	小肠	大肠	胆	胃	膀胱	膀胱	
《景岳全书》	心	肺	肝	脾	肾	肾、小肠	小肠配右尺是火居火位；大肠配左尺是金水相从
	心包络	膻中	胆	胃	膀胱、大肠	三焦、命门	
《医宗金鉴》	心	肺	肝	脾	肾	肾	小肠配左尺，大肠配右尺，是与尺候腹中的部位相应，故又以三焦分配寸、关、尺三部
	膻中	胸中	胆、膈	胃	膀胱、小肠	大肠	

目前临床所用多取《医宗金鉴》的方法。

诊小儿脉在《内经》中已有记述，自后世医家提出望小儿指纹的诊法以后，对于三岁以内的婴幼儿，往往以望指纹代脉诊，对三岁以上者才采用脉诊。

诊小儿之脉和成人有所不同，一方面，小儿寸口部狭小，难分寸、关、尺；另一方面，小儿临诊时容易惊哭，惊则气散，散则脉乱，难于掌握，因此诊小儿还须注意辨形色，审面窍。后世有一指息候三部的方法，对三岁以下的小儿，用左手握小儿手，右手大拇指按小儿掌后高骨脉上，不分三部，以定息数为主。对四岁以上小儿则以高骨中线为关，以一指向两侧滚动寻察三部；七八岁可以挪动拇指诊三部，九至十岁以上可以次第下指依寸、关、尺三部诊脉，十四五岁者可以按成人三部诊法进行。

理：理论。

详：详细。

浮脉：李中梓《诊家正眼》曰"浮在皮毛，如水漂木，举之有余，按之不足"，即下指即得，重按反减之脉。

沉脉：《诊家正眼》曰"沉行筋骨，如水投石，按之有余，举之不足"，即重取有力，轻按反减之脉。

表证：身体以皮毛经络为外，外邪客于皮毛肌腠，阻遏卫气的正常宣发，病属表证，症见：恶风寒，发热，头痛，体痛，有汗或无汗，舌苔薄白，脉浮。

里证：身体以脏腑骨髓为内。病在内属里证。里实证见：壮热或潮热，神昏，烦躁，口渴，胸满，腹胀，便闭，苔黄或灰黑，脉沉等。

迟脉：《诊家正眼》曰"迟脉属阴，象为不及，往来迟慢，三至一息"，即医者一呼一吸，病人脉动三次者，幼儿四五次者。

数脉：《诊家正眼》曰"数脉属阳，象为太过，一息六至，往来越度"，即医者一呼一吸病人脉动六次者，幼儿七八次者。

内：体内，里证。

外：体表，表证。

无：没有。

虚脉："三部无力，其名曰虚"，即浮、中、沉三部脉俱无力之脉。

实脉："三部有力，其名曰实"，即浮、中、沉三部脉俱有力之脉。

虚证：《内经》曰"精气夺则虚"，是正气不足之证。症见：少气懒言，心悸不寐，面色无华，脉虚无力等。

实证：《内经》曰"邪气盛则实"，是邪气有余之证。症见：高热神昏，胸满腹胀，便秘溺短,脉实有力等。

仔细:细心,认真。

详:详细分析。

字廿七:明代李时珍在《濒湖脉学》中提出二十七种脉象,包括浮、沉、迟、数、滑、涩、洪、长、短、虚、实、弦、紧、缓、弱、细、动、伏、芤、散、牢、革、促、结、代、濡、微。

诀:歌诀。

讲:讲求,讲究。

明:明白,明了,理解。

四字:浮、沉、迟、数四脉。

【解读】治疗大人的病,应该讲究脉象:浮脉主表,沉脉主里,迟主寒,数主热,有力为实,无力为虚。八纲即明,辨证清楚。常见病脉虽有二十七种脉象,但小儿疾病明白浮、沉、迟、数四脉即足矣。

小婴儿　看印堂　五色纹　细心详

【注解】印堂:穴名,在两眉之间鼻根部。

五色:《素问·脉要精微论》曰"夫精明五色者,气之华也"。喻昌在《医门法律》中曰:"色者,神之旗也、神旺则色旺,神衰则色衰,神藏则色藏,神露则色露。"《四诊抉微》曰:"气至色不至者生,色至气不至者死。"故神色是五脏气血盛衰的外观,根据五行理论,五色分属五脏,故青色为肝之脏色,红色为心之脏色,黄色为脾之脏色,白色为肺之脏色,黑色为肾之脏色。

纹:色彩。

【解读】小儿病的诊断除了脉象外,主要参看印堂穴的颜色变化。

色红者　心肺恙　俱热症　清则良
清何处　心肺当　退六腑　即去恙

【注解】色红:属火,为心之本色,主热。微赤是虚热,赤甚是实热;色浮是热在表,色沉是热在里。微赤似饮酒,面颧浅红,游移不定是寒极似热的"戴阳证"。

心:《内经》曰"心者,君主之官,神明出焉",心主血脉,又主神明。故心经病多为血脉运行和情志异常。

肺：《内经》曰"肺者，相傅之官，治节出焉"，肺主气，司呼吸，为气机升降之枢。故肺经病多见气机升降失调的表现。

心肺热证：赤色为火旺的表现，按五行生克理论"心火太旺必克肺金"，故心热必致肺热，其证轻则发热、恶寒、咳嗽、痰喘、舌苔薄白、舌尖赤、脉浮滑数，甚则可见高热、神昏、痰喘、抽搐等症。

清：《内经》曰"热者寒之"，即清法，推拿手法之一，从指根推向指尖。

何处：什么穴位。

心穴：在中指末节掌面，指根至第二指节为膻中穴，从指根推向指尖，可清心热、镇惊悸、化痰、定喘。

天河水穴：在两臂掌侧中央部，从掌根推至肘窝为清天河水，可泻心经邪热、化痰、止咳、定喘，又有解表之功。

肺穴：在无名指掌侧，从指根推至指尖为清肺，可清肺热、解表、发汗、止咳、定喘，从指尖推至指根为补肺，可止虚喘、咳嗽。

当：应当。

退：推拿手法之一，前臂尺侧由肘窝推向腕部。

六腑穴：在前臂尺侧，从肘弯至腕部，性大凉，能退五脏六腑之大热，亦有解表、定喘的作用。

即：就。

去：祛。

【解读】眉间色红，为心肺热证。轻则解表、清热，可推天河水穴、清肺穴；重则兼推六腑穴。

色青者　肝风张　清则补
自无恙　平肝木　补肾脏

【注解】青色：属木，为肝之本色，主惊、主疼、主寒。青而黑多寒疼，青而白主虚风，青而赤为肝火，青赤而晦为郁火，面青唇青是阴盛。

肝：《内经》曰"肝者，将军之官，谋虑出焉"，肝开窍于目，主筋，为藏血之脏，主疏泄。故肝经病多属情志不舒，肝郁气滞，化火生风之病。

肝风：《内经》曰"诸风掉眩，皆属于肝"，发则可见眩晕、抽搐、痉挛等病症。按其病因的不同可分为：肝火旺而生风，法当清肝火，可推六腑穴、平肝穴。土虚木贼之虚风，法当培土抑木，可补脾穴、平肝穴。阴亏阳亢，法当滋水，潜阳，可推补肾水穴、平肝穴。皆可兼捣小天心穴,该穴在大小鱼际交接处凹陷中,有清热、镇惊的作用,可用于惊风抽搐、夜啼、警惕不安等症。

张:角弓反张。

平:推拿手法之一,同清法。

肝穴:在食指掌侧,从指根推至指尖,可镇惊、止痉、退热。

肾穴:在小指掌侧,从指尖推至指根,可补肾水,可治腰痛、腿酸、头晕、眼花。

肾:《内经》曰"肾者,作强之官,伎巧出焉",又有"肾为先天之本"之说。肾主骨生髓、主藏精、主水液,内蕴元阴元阳,故为水火之脏。故肾病多为阴阳失调,或偏阳虚,或偏阴虚,或阴阳俱虚之证。

【解读】眉间色青,为肝风之病,肾阴亏,水不涵木,肝阳亢盛者,当补肾水以生肝木,平肝木以潜阳。

色黑者　风肾寒　揉二马
清补良　列缺穴　亦相当

【注解】黑色:属水,为肾之本色,主水、主恐惧、主寒、主痛。黑而肥泽属无病。黑而瘦削是虚火内伤,黑而焦枯,齿槁是肾热久病,黑而暗淡属阳气不振。

风:风邪。

寒:指寒证,症见四肢逆冷,腰痛,腹痛,泄泻下痢,疝气,阳痿等。

揉:推拿手法之一,医者右手拇指指腹在穴位上左右等数旋动。

二马:穴名,又名"二人上马"。在手背小指和无名指掌骨中间凹陷处,此穴大补,性大热,有壮阳祛寒之功,适用于一切虚寒证。

清补:清法和补法兼用,多用于寒热错杂或虚实错杂的证候,如上热下寒、上虚下实、上实下虚之证。

列缺穴:在腕关节两旁凹处,医者以拿法拿之,有发汗、祛风、镇惊、止痛的作用。

亦:也。

相当:合适。

【解读】色黑者为风寒之邪侵肾脏为寒为痛,法当祛风散寒止痛,二马穴可壮阳祛寒补命门,列缺穴可发汗祛风、止痛。

色白者　肺有痰　揉二马
合阴阳　天河水　立愈恙

【注解】　白色：属金，为肺之本色，主虚、主寒、主脱血、主夺气。白而润泽是肺胃气充无病之象，白而色淡是肺胃虚寒之象，印堂及准头（鼻尖）白色明润是善色，枯夭是恶色。

痰：狭义的痰指咳出的痰涎，广义的痰包括咳出的有形之痰涎，以及留在体内的无形之痰，它是津液在人体各部分郁滞不通，凝聚而形成，可引起许多疾病，痰可随气流行，无处不到，故怪病多痰。它的产生与肺脾的关系密切，肺失宣肃，脾失运化，水液输布失调可以生痰，即所谓"脾为生痰之源，肺为储痰之器"。肾的气化作用失常也可生痰，如因肾阳虚，能使水泛为痰，肾阴虚，则内热煎熬成痰。

合：是推拿手法之一，是医者两拇指由左右向中心推之。

合阴阳：穴名，在手掌下部，左右两侧肌肉高起处，即大小鱼际，推之可使阴阳平衡，阴阳交合故可治寒热往来、夜眠不安、咳嗽痰喘等症。

【解读】　眉间色白主肺病有痰，应视痰邪的成因，分而治之。属肾阳虚者，当揉二马穴，温阳则寒痰自化；脾虚运化失职，肺失所养者，当培土生金，健运化痰；阴阳不平衡者当合阴阳，以达阴平阳秘；由外感热证引起，当推天河水，清肺以解外邪。

色黄者　脾胃伤　若泻肚
推大肠　一穴愈　来往忙

【注解】　黄色：属土，为脾之本色，主脾虚、湿证，黄而鲜明如橘子色是湿少热多，属于阳黄；黄如烟熏是湿多热少，属于阴黄；黄而枯瘦是脾胃有热；黄而色淡是脾胃气虚；黄而暗淡是脾胃寒湿，黄而暗滞是内有蓄血；印堂及准头（鼻尖）色黄明泽是病退之象。

伤：受伤，患病。

若：倘若，假若。

泻肚：腹泻。腹泻者，如感外邪者，当解表止泻，为逆流挽舟之法，选平肝、清肺、推天河水；内伤饮食，当通泄止泻，为通因通用，宜泻脾胃、泻大肠；脾胃虚弱，当补脾止泻，为虚者补之，宜补脾、清补大肠；肝木乘脾，当平肝健脾止泻，为抑木扶土法，宜平肝、清补脾；肾阳不振，当壮阳止泻，脾阳根于肾阳，为虚者补其母之法，可揉二马穴、清补脾。

大肠：《内经》曰"大肠者,传导之官,变化出焉",大肠司传送糟粕。故病则大便秘结或泄泻下痢。

大肠穴：在食指桡侧外缘,推法有三种：从指端推向指根为补大肠,有收涩提升作用,可治腹泻、脱肛等；从指根推向指尖为清大肠,有通泻作用,可治便秘；来回推为清补大肠,有运化作用,可治完谷不化、腹泻、便秘。

来往忙：来回推。

【解读】眉间色黄为脾胃受病。胃司受纳,脾司运化,故脾胃病多为受纳无权,运化失职所致。倘若腹泻,则清补大肠,此为通治之法。

言五色 兼脾良 曲大指
补脾方 内推补 外泻详

【注解】言：说,讲。

兼：合,加。

脾胃：《内经》曰"脾胃者,仓廪之官,五味出焉"。胃主受纳,腐熟水谷；脾主运化,输布水谷精微。脾胃主升清降浊为生化之源,五脏六腑、四肢百骸皆赖以养。故脾胃病多为受纳、腐熟、输转、传导功能失调所致。

曲：弯曲。

脾穴：在大拇指桡侧外缘,从第二指节到指头。拇指屈曲从指尖推向第二指节为补脾,有补虚作用,主治气虚、食欲不振、久泻、虚喘等。不屈指从第二指节推向指尖为泻脾,有通泻作用,主治气实积泄、腹胀、便秘等症。来回推为清补脾,有健脾运化之功,主治消化不良、食欲不振、泄泻等症。

【解读】以上讲五色主病及其治疗。但脾主四肢,脾胃为后天之本,为生化之源,五脏六腑、四肢百骸皆赖以养。病虽危,胃气健可治,胃气败则不治,万物土中生即是此理。

大便闭 外泻良 泻大肠 立去恙
兼补脾〔应为肾〕 愈无恙

【注解】闭：闭塞,不通。

大便闭：大便秘结，其因有二：一为燥结，一为阴虚。前者当通泄泻下，推八卦穴、泻大肠、泻脾胃；后者当滋阴通下，宜补肾水、泻大肠。

兼补脾：此处"脾"字应为"肾"。因阴虚便秘，当补肾水以润肠通便，即增水行舟之法，补脾何能通便，应据此改之。

【解读】大便燥结，治宜泻脾、泻大肠，祛燥通泄；阴虚便秘当补肾水以增液通便。

若腹痛　窝风良　数在万　立无恙

【注解】腹痛：腹痛原因很多，主要分：燥屎内结，治宜泻下燥屎；风寒乘之，法当祛风散寒；木克土，法应抑木培土。

一窝风：穴名，在手背腕横纹中央凹陷处，揉法，左右等数，能祛风散寒、止痛，主治风寒性腹痛。

【解读】腹痛为一症状，病因很多，应推因求治。此处乃言风寒所致之腹痛。揉一窝风穴，可祛风散寒、止痛。这一独穴一次可推数万下。

流清涕　风感伤　蜂入洞　鼻孔强　若洗皂
鼻两旁　向下推　和五脏　女不用　八卦良

【注解】清：水之貌。

涕：鼻涕。

清涕：鼻涕水。

风：《内经》曰"风为百病之长"，风邪常挟他邪从皮毛、口鼻袭人。

感：感染。

蜂入洞：穴名，在双鼻孔。医者以右手食指、中指两指从鼻孔向内旋进转出，周而复始，可解表祛风散寒。

强：好。

洗皂：穴名，在两侧鼻翼旁，医者以食指、中指两指分别放在两侧鼻翼旁，从上向下摩擦，有通窍、调和五脏的作用。

和：调和。

五脏：指心、肝、脾、肺、肾。

八卦：穴名，在掌心四周，肌肉高起处，成环状。卦名：乾，坎，艮，震，巽，离，坤，兑。有开胸顺气、降逆通泄的作用。故可治胸满、咳嗽、气急实喘、泛恶呕吐、食积泄泻、腹胀、便秘等症。

运：推拿手法之一，医者用拇指，或食指、中指指端，自乾卦起做顺时针方向运行，至离卦应轻力而过。

【解读】感冒鼻塞，流鼻涕，当用蜂入洞和洗皂二穴。洗皂穴还有调和五脏的作用。八卦穴亦可调和五脏。

若泻痢　推大肠　食指侧
上节上　来回推　数万良

【注解】痢：夏秋季节常见之痢疾病，以腹痛、下痢赤白、里急后重为主症。可分湿热痢和寒湿痢两种。前者以化湿热、导积滞、调气血为主，泻大肠，运八卦，清补脾。后者以温中化湿、理气导滞为主，揉二马或外劳宫，运八卦，清补脾。

上节上：大肠穴在食指第一指节外侧桡侧缘。习惯性推法，以全指较方便，其功效不变。

【解读】此言痢疾病的一般推法，但下痢致病因素复杂，症状变化亦多，故临床应根据病情配合他穴，治疗不可拘于此说。

牙痛者　骨髓伤　揉二马
补肾水　推二穴　数万良

【注解】牙痛，据其病因可分三种：胃火（实火）盛者当泄其胃火，泻脾胃，泻大肠；肾水亏，虚火上炎者，当大补肾水、引火归元，揉二马、补肾水；虫蛀者当杀虫。

骨髓：中医认为，齿乃骨之余，肾主骨生髓。此言齿、骨、肾三者的关系。

骨髓伤：代指肾虚牙痛，多为年老、久病或房事过度，导致肾精大伤，虚火上炎所引起。

【解读】此言由肾亏所致的牙痛，当揉二马，补肾水，以补肾亏，阴阳双补，引火归元，使阴平阳秘，牙痛可止。但胃火盛，不可用此法，当泻脾胃之火。

治伤寒　拿列缺　出大汗　立无恙　受惊吓　拿此良　不醒事
亦此方　或感冒　急慢恙　非此穴　不能良　凡出汗　忌风扬

【注解】伤寒：《内经》曰"今夫热病者，皆伤寒之类也"，又曰"人之伤于寒也，则为病热",此处为外感病的统称。狭义伤寒即指太阳表实证,症见恶寒、发热、无汗、头项强痛、体痛、脉浮紧。

受:受到。

惊:《内经》曰"惊则心无所倚,神无所归,虑无所定,故气乱也",是猝然遇到事变而致精神上突然紧张的表现。

吓:害怕的样子。

不醒事:不省人事,即昏迷。

急:急惊风,乃外感风寒、内积痰热所致,盖热为心所主,风为肝所生,风热相扇,心肝火旺,气血并走于上,猝然神昏,悸动抽搐。另因真阴不足,肝阳易动,阴虚阳亢,风火内旋,焦灼血脉,筋失濡养,而致拘急,角弓反张,肢体搐搦。治疗当以清热祛风或滋阴息风为主,以祛痰、镇惊、通窍为辅。

慢:慢惊风,乃脾虚肝木乘之所致,故又称慢脾风。气血大虚,内风陡起,其证为面色白或萎黄,嗜睡无神,睡则露睛,抽搐无力,时作时止,或昏睡瘈疭,头目摇动,或吐或泻,痰鸣微喘,治则以扶元固本、补养脾胃为主,佐以平肝息风。

非:没有。

凡:凡是,所有。

汗:《内经》曰"阳加于阴,谓之汗",汗液乃体内阳气蒸化阴液所成。

汗出:是一症状,按其病因可分为:昼则汗出,劳则加重,为气虚或阳虚自汗;大热、大汗淋漓为阳明实热汗出;睡则汗出,醒则汗止,为阴虚盗汗。阳虚自汗,法应固表止汗,清补脾,清天河水;阳明实热汗出,法当清热止汗,退六腑;阴虚盗汗,法当滋阴降火止汗,补肾水,清天河水。

忌:禁忌。

扬:吹。

【解读】外感风寒之表实证,拿列缺可解表发汗,祛风散寒;汗出后当忌风吹。受惊吓及急慢惊风之人事不省,拿列缺穴可镇惊、开窍、止痉,为权衡治法,当据病因辨证配穴治之。

霍乱病	暑秋伤	若上吐	清胃良	大指根	震艮连	黄白皮
真穴详	凡吐者	俱此方	向外推	立愈恙	倘泻肚	仍大肠
吐并泻	板门良	揉数万	立愈恙	进饮食	亦称良

【注解】霍乱:《内经》曰"清气在阴,浊气在阳,清浊相干,乱于肠胃,则为霍乱",

《伤寒论》认为"呕吐而利,此名霍乱",可知中医所谓霍乱病乃发病骤急、吐泻交作之类疾病的统称。

暑:夏季。

秋:秋季。

吐:由胃失和降,胃气上逆所致,以有声有物为呕,有物无声为吐,有声无物为干呕。按病因分有寒热之不同,故寒呕当温中止呕,可以揉外劳宫或揉二马,清胃。热呕应泻火,清胃,运八卦。

胃穴:"拇指根,震艮连,黄白皮",指胃穴的位置在拇指根,八卦穴震艮两卦相连方位,大鱼际黄白皮相间处为真穴,从腕部推向第二指节,称为清胃经,可降胃气、清胃热、止呕吐。

仍:仍然,照旧。

并:和。

板门:穴名,在手掌大鱼际平面,八卦震艮部之间的凸肉处,左右等数揉之,可升清降浊、调和脾胃、止呕止泻。

进:吃。

饮:喝。

食:饭。

【解读】夏秋季,感受暑湿、寒湿等秽浊之气或饮食不洁则发生上吐下泻症,名谓霍乱。若上吐可清胃,若下泻可清补大肠,吐泻并作可揉板门。此为通治之法,临证当分寒热,若干霍乱,宜辨证配穴治之。呕吐伤胃气,故吐泻初止,稍进稀粥,胃气得养为佳。

瘟疫者　肿脖项　上午重　六腑当　下午重　二马良　兼六腑
立消亡　分男女　左右手　男六腑　女三关　此二穴　俱属凉
男女逆　左右详

【注解】瘟疫:《内经》曰"五疫之至,皆相染易,无问大小,病状相似",是感受非时之疫疠之邪而致的烈性传染病。

肿脖项:多由温毒袭肺卫,兼犯少阳、阳明二经。少阳为枢机门户,居半表半里,邪从表入,传经归之,阳明为多气多血之经,土为万物所归,邪亦归之,风热之邪最易袭此二经。风热毒邪郁于耳下及项部,则硬肿作痛,侵袭肺卫则寒热头痛。

上午重:《内经》曰"平旦至日中,天之阳,阳中之阳也",邪热为阳邪,上午阳气重,阳与阳合,故上午重,此为阳盛之实热证。

六腑:胆,胃,大肠,小肠,三焦,膀胱。

六腑穴:可泻六腑之火邪,故疮疡红肿热痛亦可治之。

下午重:《内经》曰"日中至黄昏,天之阳,阳中之阴也",下午属阳中之阴,此时阳盛阴伤,阴虚火炎,故下午重。此为阴虚火旺之虚热证。

消:消失。

亡:没了。

男:为阳。

女:为阴。

左:为阳。

右:为阴。

三关穴:在前臂桡侧,从腕部推向肘弯,性大热大补,可补脾肾壮阳,故治虚寒性疾病。

逆:相反、不同。

【附注】男六腑、女三关:此说不真,推拿分男左女右,此为过去的说法,没有科学根据,故存而不用。根据临床实践证明,男女左右手穴位皆可用,李老临证习惯取左手,亦可推拿右手。

【解读】瘟毒结于项,上午重者,为实热,当退六腑以泻实热。下午重为阴虚火炎,兼推二马及补肾水穴。至于男左女右之说不真。

脱肛者　肺虚恙　补脾土　二马良
补肾水　推大肠　来回推　久去恙

【注解】脱肛:直肠脱出肛门以外,多属脾肺气虚、中气下陷所致。

土:五行之一,脾属土。

【解读】脱肛之症,多属脾肺气虚、中气下陷所致。因肺与大肠相表里,肺虚大肠亦虚,收缩无力则脱出,故补脾土以生肺金,补肾以壮肺金,里壮表固,气的固摄作用正常,则脱肛可愈。

或疹痘　肿脖项　仍照上　午别恙　诸疮肿　照此详

【注解】或:或者。

疹:多发于冬春季节,小儿易染,遍身出现红色疹点,稍见隆起,触之碍手,状如麻粒,乃内蕴胎毒,外感麻毒,内外相感,发于肺胃。初期症如感冒发热,三天后见疹,再四天出透,透后热退疹渐消。一二星期后完全恢复健康。

痘:多发于冬春季节,发热,一二日出疱疹,分批出现,消退后不留疤痕者为水痘,乃感受天行不正之气而发,病机为风热外袭,湿邪内蕴,郁发于肌表。

仍:仍然。

上:上述。

午:上下午。

疮:广义说是指一切外疮的总称。从狭义说,是指发于皮里肉外的疮毒和发于皮肤上的疮疖。

【解读】麻疹、水痘,头项肿痛等疾病,仍然按照瘟疫肿脖项条,上午重属阳属实,下午重属阴虚火炎,治法亦同,诸疮肿,亦按上法治疗。

虚喘嗽　二马良　兼清肺　兼脾良

【注解】喘:呼吸急促,甚者张口抬肩,谓之喘。

嗽:咳嗽。

虚喘嗽:张景岳曰"实喘者有邪,邪气实也。虚喘者无邪,元气虚也",叶天士曰"在肺多实,在肾为虚"。

【解读】虚喘嗽,其本在肾,其标在肺,故当揉二马、大补肾脏以纳气平喘,清肺金以降气平喘,清补脾以健脾化痰,久治可愈。

小便闭　清膀胱　补肾水　清小肠
食指侧　推大肠　尤来回　轻重当

【注解】小便闭:小便不通的致病因素很多,属于膀胱热结者,当清热化气;属肾阴虚者,应补肾水;属心热移于小肠者,当清热利小便;属腹泻小便不利者,当固肠利小便。

膀胱:《内经》曰"膀胱者,州都之官,津液藏焉,气化则能出矣",其主要功能为储存津液,化气行水,故病则气化无权,可见小便不利、癃闭、尿频、尿失禁等。

膀胱穴:在小指外侧尺侧缘,从指根推至指尖,可清膀胱、化热气、利小便。

小肠:《内经》曰"小肠者,受盛之官,化物出焉",小肠受盛胃中水谷,主泌别清浊,清者输于各部,浊者渗入膀胱,下注大肠,故小肠病主要表现为清浊不分,转输障碍。症见:小便不利,大便泄泻。因小肠与心相表里,故心经移热于小肠则可见口舌生疮、小便不畅等症状。

　　小肠穴:在小指外侧尺侧缘,从指根推向小指尖,可清热利小便。

　　尤:又,还要。

【解读】 小便不通是一症状,属膀胱热结者,当清热化气,清膀胱;属肾阴虚者,当滋阴化气,当兼补肾水;属心经移热于小肠者,当清小肠之热,推拿宜清小肠,清膀胱;若腹泻,为水液偏渗大肠者,当固肠利尿,宜清补大肠。

倘生疮　辨阴阳　阴者补　阳清当　紫陷阴　红高阳　虚歉者
先补强　诸疮症　兼清良　疮初起　揉患上　左右旋　立消亡

【注解】 疮:疮疡是由营卫不和,气血凝滞,经络阻隔而引起的疾病。

　　阴阳:《内经》曰:"阴阳者,天地之道也,万物之纲纪,变化之父母,生杀之本始,神明之府也,故治病必求于本。"这个本就是指阴阳,或本于阴,或本于阳。如疮形漫肿平塌,根脚散漫,不红不热,有的坚硬,有的软陷,或不痛,或微痛,或痒痛并作,来势缓慢,未成难消,即成难溃,溃后脓水清稀,溃后不易收口的是阴证。凡是疮形高肿,根盘紧束,灼热肿痛,皮色红赤,来势暴急,未成易消,即成易溃,溃后脓水稠黏,容易收敛的为阳证。

　　紫:疮面色紫。

　　陷:疮面平塌下陷。

　　阴:阴证。

　　红:疮面红色。

　　高:疮面高起。

　　阳:阳证。

　　虚歉:虚弱。

　　旋:转。

【解读】 疮疡当辨阴阳。阴者疮面色紫平塌,治宜温补,可选用二马穴、三关穴;阳者疮面色红、高肿热痛,治当清泻。身体虚弱者当先补脾,疮症当兼用清法,因清法可理气活血、疏通经络。疮初起,脓未成,应揉患处,左右等数,揉之疮可消。

胸膈闷　八卦详　男女逆　左右手　运八卦　离宫轻

【注解】胸：胸腔。

膈：横膈。

闷：胀满、不通。

离宫：八卦中之一，属心位，主南方，为君火，部位在中指下掌骨处。《内经》曰："壮火食气。"火性炎上，心火易旺，故君火、相火不可轻动，所以对于离位指力宜轻过。

【解读】胸膈满闷：运八卦可开胸降气。唯运八卦至离宫应轻，古有"离宫属心火而不可动"之说。

痰壅喘　横纹上　左右揉　久去恙

【注解】壅：堵塞。

横纹：穴名，小指下节与掌相连之纹下又一横纹，穴在纹中偏外处。左右等数揉之，可化痰下气、开胸顺气、利膈。

【解读】痰涎壅塞肺道，气机不利而喘，揉横纹穴，时间久了可根治。

治歉症　并痨伤　歉弱者　气血伤　辨此症　在衣裳　人着袷　伊着棉　亦咳嗽　名七伤　补要多　清少良　人穿袷　他穿单　名五劳　肾水伤　分何脏　清补良　在学者　细心详

【注解】并：合。

歉症：气虚致歉症。

痨伤：血虚为痨。《内经》曰："久视伤血，久卧伤气，久坐伤肉，久立伤骨，久行伤筋。"系操劳过度，气血亏虚所致。

气：《内经》曰"真气者，所受于天，与谷气并而充身者也"，即先天之元气藏于肾，后天之气生于脾胃，充泽于五脏六腑。

血：《内经》有"心主血脉，肝藏血，脾统血"之论。血来源于水谷精气，通过脾胃的生化输布注入于脉，化而为血。即"中焦受气取汁，变化而赤，是谓血"。

气血：气属阳，血属阴，血赖阳气以运行，气行血亦行，气滞血亦滞，气脱血亦脱。故有"血随气行，气为血帅，血为气之母"之说。

袷（jiá）：两层的衣物。

伊：他。

七伤：《千金要方》所言"七伤"是指大饱伤脾，大怒气逆伤肝，强力举重、久坐湿地伤肾，形寒饮冷伤肺，忧愁思虑伤心，风雨寒暑伤形，恐惧、不节伤志。

五劳：《医家四要》曰"曲运神机则劳心，尽心谋虑则劳肝，意外过思则劳脾，预事而忧则伤肺，色欲过度则伤肾"。

【解读】 虚劳是由脏腑亏损、元气虚弱而致的一种慢性疾病。

《内经》曰"阳虚生外寒，阴虚生内热"。在治疗上，《难经》曰："损其肺者，益其气；损其心者，调其荣卫；损其脾者，调其饮食，适其寒温；损其肝者，缓其中；损其肾者，益其精。此治损之法也。"后世李东垣和朱丹溪对劳倦内伤各有阐发。前者长于甘温补中，以脾胃立论；后者善用滋阴降火，以肝肾论治。阳虚者应温补，阴虚者当大补肾水以降虚火。这是治虚劳病的大法。

眼翻者　上下僵　揉二马　捣天心　翻上者
捣下良　翻下者　捣上强　左捣右　右捣左

【注解】 眼翻：似怒而目光窜动，上视或直视，或偏左、偏右斜视等，是肝风之症状，因肝开窍于目。

僵：强直。

天心：穴名，在手掌面之大小鱼际间上端交接处凹陷中，捣之可泻心火、镇惊、安心神。

捣：推拿手法之一。医者屈中指或食指第一指间关节以关节处捣之。可分左、右、上、下四个方向捣。

【解读】 眼翻是肝风的症状，发则身体强直，眼翻或上或直或左或右。捣小天心穴配合他穴治疗。上视向下捣，下视向上捣，左视向右捣，右视向左捣。

阳池穴　头痛良　风头痛　蜂入洞　左旋右　立无恙

【注解】 阳池穴：在手背侧腕上二寸尺骨、桡骨间凹陷处，左右等数揉之，可祛风、升阳、健脑、安神、聪耳、明目、治头痛。

头痛：头为诸阳之会。六腑清阳之气，五脏精华之血，都聚会于此。因此，外感诸邪，内伤诸不足，或瘀阻其经络，清阳不得舒展，皆会发生头痛之症。

【解读】揉阳池穴可治疗头痛,如果外感风邪头痛,应加推蜂入洞穴。

天河水　口生疮　遍身热　多推良

【注解】口:属脾经。

舌:为心之苗。

遍:全。

【解读】天河水穴可治由心脾火盛所致的口生疮、遍身发热之症。

中气风　男女逆　右六腑　男用良　左三关　女用强
独穴疗　数三万　多穴推　约三万　遵此法　无不良

【注解】中气风:中风指猝然仆倒、昏迷不识人的疾患,同时可出现半身不遂、口眼
喝斜、舌强言謇等症。

中风可因外风直中或内风大盛而发生,多兼气虚、湿痰等症,病机有风、火、
虚、痰、瘀、气六端,以肝肾阴虚为本,错综复杂。《金匮要略》以邪之轻重、浅深为
辨:"邪在于络,肌肤不仁;邪在于经,即重不胜;邪入于腑,即不识人;邪入于脏,
舌即难言,口吐涎。"

遵:遵守。

【解读】中风后遗留肢体麻木不仁、废而不用等症,可推三关穴,每次推三万次。
若兼他症选用他穴,数目亦在三万次,遵法推拿,可获良效。

遍身潮　分阴阳　拿列缺　汗出良

【注解】潮:潮热,即发热如潮水般定时而发。在此也可延伸指寒热往来。
【解读】对寒热往来为主症之少阳证及疟疾,可用分阴阳以达到阴阳平衡,拿列缺
穴使之出汗,可愈寒热往来之症。

五经穴　肚胀良

【注解】五经穴:在掌面五指根连掌面之横纹正中,每指根一穴,总名五经穴,左右
等数揉之,可理气、消胀满、和五脏。

腹胀:多为气滞所致,气行则胀满得消。应辨虚实,实者开之,虚者应先补后泻。

【解读】腹胀为气滞所致,法应行气导滞。临证应辨虚实,实者开之,选五经穴、八卦穴;虚者应先揉二马,后推五经穴或运八卦。

水入土　不化谷　土入水　肝木旺

【注解】水入土:运水入土穴,从小指端,经小鱼际运向大鱼际。运肾水以滋脾土可润便软坚。主治小便多,大便秘结,脾阴亏乏之胃炎,食而不消、不运等症。

谷:食物。

土入水:运土入水穴,从拇指指端经大鱼际、小鱼际运向小指根。运脾土以克肾水,可固肠止泻,主治肝郁气滞之腹痛、泄泻等症。

旺:盛。

【解读】脾阴亏乏所致之食欲不振,食而不消、不运症,运水入土穴可治;由肝郁气滞所致之腹痛、泄泻症,运土入水可治。

小腹寒　外劳宫　左右旋　久揉良

【注解】小腹:脐以下的腹部为小腹。

外劳宫:在手背中指和无名指掌骨间凹陷处,左右等数揉之,可温中散寒、暖下元、引火归元。

【解读】外劳宫可治下焦虚寒腹痛,又可引火归元,故下焦虚寒证多用之。

嘴唇裂　脾火伤　眼胞肿　脾胃恙　清补脾
俱去恙　向内补　向外清　来回推　清补双

【注解】嘴唇裂:脾其华在唇,裂口或干燥起皮屑,乃脾经火盛所致。

眼胞肿:眼皮属肉轮,属脾所主,脾胃运化失职,湿邪乘之,为脾虚湿盛之象。

【解读】嘴唇干裂乃脾胃火盛所致,当泻脾胃。眼胞肿乃脾胃运化失职,湿邪乘之所致,当清补脾或补脾,可健脾化湿。

天门口　顺气血

【注解】天门口:天门入虎口穴,从大拇指内侧尖端推向虎口,有顺气活血之功。

【解读】气滞血瘀所致之病,可推天门入虎口穴。

> **五指节　惊吓伤　不计次　揉必良**
> **腹痞积　时摄良　一百日　即无恙**

【注解】五指节:左手或右手五指各指节。因小儿手指太细,无法揉之,故临床惯用手法以掐为主。可镇惊、消痞积。

计:计数。

痞:心下满而不痛为痞,心下按之柔软,或不软而硬,但不拒按,仅是病人自觉烦闷不舒,谓之痞,病在气分。

积:是腹内有积块,按之不移,痛有定处,病在血分。

时:时常。

摄:即掐。

【解读】五指节穴,掐之可治小儿惊吓症。对于小儿痞积症,常掐之,久则可散。

> **上有火　下有寒　外劳宫　下寒良　六腑穴**
> **去火良　左三关　去寒恙　右六腑　亦去恙**

【注解】上有火:上焦有火,表现为目赤、牙疼、口舌生疮等症。

下有寒:下焦有寒,可见腹痛、泄泻、疝气疼痛等症。

【解读】上焦有火,下焦有寒,应清上温下,引火归元。清上焦当用六腑穴,温下元应揉外劳宫、推三关。

> **虚补母　实泻子　日五行　生克当　生我母　我生子**

【注解】补母:中医认为"虚则补其母",正气虚应补其母脏。

母:肺为肾之母;肾为肝之母;肝为心之母;心为脾之母;脾为肺之母。

泻子:中医认为"实则泻其子",邪实可泻其子脏。

子:肾为肺之子;肺为脾之子;脾为心之子;心为肝之子;肝为肾之子。

五行:金,木,水,火,土。配五脏则为肝属木,心属火,肺属金,脾属土,肾属水。

生克:是五行学说之内在联系,也就是制化关系。其相化关系亦即相生:金生水,水生木,木生火,火生土,土生金。其相制关系亦即相克:金克木,木克土,土克水,水克火,火克金。

【解读】 此讲中医之五行学说,其内在联系是制化关系。相化亦即相生关系,如金生水等;其相制亦即相克关系,如金克木等。能够生他脏者为母,如金能生水则金为水母;为他脏所生者为子,如金能生水则水为金之子。五行生克学说是中医辨证治疗的基本法则之一。

穴不误　治无恙　古推书　身首足　执治婴　无老方　皆气血
何两样　数多寡　轻重当　吾载穴　不相商　少老女　无不当

【注解】误:错误。
　　古:古代。
　　推:推拿。
　　书:书籍。
　　执:拿着。
　　老:老人。
　　气血:中医认为气血乃人体生命活动的基础。
　　何:怎么。
　　寡:少。
　　载:记载。
　　商:商讨。
　　少:少年。

【解读】 选择穴位准确,手法正确,指力均匀,治之不会出差错。古代推拿书籍所述穴位遍布躯干和四肢,只可以治疗婴儿,没有治疗老年人的方法。老人和小儿皆靠气血而生存,推拿有什么不一样呢? 区别只有次数多少、指力轻重不同而已。我所记载的穴位,不讨论这些,因为人以气血为本,故治疗皆同,不论男女老少,没有不可治的。

遵古难　男女分　俱左手　男女同　余尝试　亦去恙

【注解】余:我。
　　尝试:试验。

【**解读**】遵照古代的推拿方法,要分男左女右,我推拿都用左手,男女相同。通过临床试验,同样可以治病。

> 凡学者　意会方　加减推　身歉壮
> 病新久　细思详　推应症　若无恙

【**注解**】意会:领会,心领神会。

新:新得之病。

久:陈病,旧疾。

【**解读**】凡是学习推拿的人,对于各种处方、手法都应该心领神会,熟练掌握,临证灵活加减变化。对于身体或虚弱或强壮、疾病或新或久,应仔细分析,力求治疗得法,疾病很快就会痊愈。

附录二：辨证取穴简表

辨 证		取 穴	备 注	
感 冒	风寒感冒	一窝风、平肝、清肺	主穴	
		列缺或加提捏大椎穴	不得汗	加穴
		阳池	头痛	
		黄蜂入洞	鼻塞	
		清补脾、外劳宫	腹痛、腹泻	
		清胃	呕吐	
	风热感冒	平肝、清肺、天河水	主穴	
		阳池	头痛	加穴
		黄蜂入洞	鼻塞不通	
		清补脾、清补大肠	腹泻	
		六腑	高热不退	
		外劳宫或二人上马	虚实热纠结久不退	
感冒兼症	感冒夹痰	平肝、清肺、天河水、运八卦	主穴	
		清补脾	痰太盛	加穴
		六腑	高热	
	感冒夹滞	平肝、清肺、天河水、运八卦、清脾	主穴	
		清胃	呕吐	加穴
		清大肠	见有形食积	
		六腑	高热	

辨 证		取 穴	备 注	
感冒兼症	感冒夹惊	平肝 (加重)、清肺、天河水 (加重)	主穴	
		六腑	高烧	加穴
		下捣小天心	见角弓反张,目上翻,惊厥,目斜视	
		向相反方向捣小天心		
	感冒寒热往来	分阴阳、大四横纹、外劳宫	主穴	
		平肝 (加重)、清肺、天河水	少阳证	加穴
虚证咳喘		清肺、清补脾、运八卦	主穴	
		二人上马	痰多味咸	加穴
		平肝、天河水、清胃	咳重震头胸痛,多呕	
		清补脾 (加重)、清胃	痰黏,不思饮食	
		二人上马、三关	虚寒象明显	
		天河水	虚热象明显	
		清补脾、二人上马、运八卦	阳虚咳喘	专用穴
		天河水、二人上马、运八卦	阴虚咳喘	
		清肺 (重用)、清补脾、二人上马	肺燥、干咳、无痰	
		清补脾、运八卦、外劳宫、清补心	心阳不足	

辨 证		取 穴	备 注	
实证咳喘		四横纹、运八卦、清肺	主穴	
		天河水	热盛	加穴
		清胃	胃热上蒸	
		平肝、下捣小天心	气逆喘甚	
		六腑	热甚	
		天河水、平肝	热为寒束,去四横纹	
外感并发咳喘		分别用感冒风寒或风热穴位,加运八卦、四横纹、平肝、清肺	治外感,加穴治咳喘	
咳或喘单见	咳	平肝、清肺、清胃、运八卦	他症兼见单咳单喘,分别加入治他症穴中	
	喘	运八卦、平肝、清肺		
久咳成劳		二人上马、清补脾	主穴	
		补肺	虚甚酌加	加穴
百日咳		平肝、清肺、天河水、清胃、运八卦	初中期	
		平肝、清肺、天河水、清胃、运八卦、清补脾、二人上马	晚期虚甚	
		八卦、清补脾	肺气虚极无热	
		补肺	肺虚太甚酌用	加穴

辨　证		取　穴	备　注	
肺　炎		平肝、清肺、天河水、清胃、运八卦	主穴（见风象守此多推）	
		清胃	兼呕	加穴
		六腑	热甚	
		小横纹	痰壅气郁	
		直捣小天心	喘逆过甚	
		二人上马、清补脾	见脱象	
麻疹	麻疹顺证	平肝、清肺、天河水	主穴	
		清胃	兼呕吐（不可过用）	加穴
		利小便、清补大肠	兼泻	
		平肝、清肺、清胃（中病即止）	兼音哑	
		清胃（中病即止）	唇干口渴	
		清肺（加重）、运八卦	咳重	
		天河水（加重）、清胃（中病即止）	咽喉红肿	
		平肝（加重）	目赤太甚	
		清胃（不可过用）	服热性发物，疹上盛下稀	
		守主穴（多推），加运八卦	发痒、发喘	
		二人上马	误食酸，体温渐减	
		清胃（适当用），重者加六腑	伤热	
		二人上马，也可加外劳宫	伤凉	

辨 证		取 穴	备 注	
麻疹逆证	逆证阴证	平肝、清肺、天河水 (坚持久推)	主穴	
		二人上马	仍不畅透	加穴
	逆证阳证	取穴加穴同上		
	邪闭不出	拿列缺,得汗后仍守三主穴,加二人上马		
	邪毒入血	六腑、二人上马、平肝清肺、天河水	疹色紫黯尚未变黑	
		三关、二人上马、外劳宫	体温渐复	
		平肝、清肺、天河水、二人上马	体温上升	
麻疹变证	麻疹肺炎	平肝、清肺、天河水、八卦	主穴	
		六腑	热太盛	
		如兼见它症加穴与肺炎同		加穴
	麻疹倒回	拿列缺、平肝、清肺、天河水、二人上马	主穴	
		三关	见寒象	加穴
		外劳宫	腹痛	
		透出仍守平肝、清肺、天河水三穴		
麻疹后遗症	腹 泻	清胃、清补大肠、平肝、清肺、天河水	主穴	
		清补脾、二人上马	泻止善后	加穴

辨 证		取 穴	备 注	
麻疹后遗症	咳 喘	平肝、清肺、天河水、八卦	主穴	
		清补脾、二人上马	善后	加穴
水 痘		清胃、清肺、天河水	主穴	
呕 吐	胃热呕吐	清胃、平肝、天河水、运八卦	主穴	
		板门、清大肠	腹痛、便秘	加穴
	胃寒呕吐	外劳宫、板门、平肝、清胃、运八卦	主穴	
		一窝风	外中寒邪腹痛	加穴
		清大肠	有形寒积	
		清补脾	寒伤脾胃或冷泻	
	伤食呕吐	板门、运八卦、清胃、清补脾	主穴	
	阴虚呕吐	二人上马、板门、清胃、运八卦、清补脾	主穴	
		天河水	生虚热者加	加穴
	夹惊呕吐	平肝、清胃、运八卦、板门、天河水、外劳宫	主穴	
泄 泻	风寒泄泻	一窝风、外劳宫、清补大肠	主穴	
		清补脾	善后	加穴
	湿热泄泻	平肝、清胃、天河水、清小肠、运八卦	主穴	
		清补脾	善后	加穴
	伤食泄泻	清胃、天河水、八卦、清补大肠、清小肠	主穴	
	脾虚泄泻	外劳宫、清补脾、清补大肠	主穴	
	脾肾阳虚泄泻	二人上马、外劳宫、清补脾、板门	主穴	

辨　证		取　穴	备　注	
泄泻	受惊泄泻	平肝、清肺、天河水、板门、掐揉五指节、清补大肠	主穴	
	吐泻交作	板门独穴以止为度		
痢疾	湿热痢	平肝、清胃、八卦、清补大肠、清小肠	主穴	
		六腑	高热	加穴
		天河水	单见赤	
		清补脾	单见白	
	疫毒痢	平肝、清胃、天河水、六腑、清补大肠、清小肠	主穴	
		外劳宫、二人上马、清补脾、清补大肠	扶正救脱主穴	加穴
	寒湿痢	外劳宫、清补脾、清补大肠	主穴	
	慢性痢疾	清补大肠独穴	一小时得效	加穴
		天河水、清补脾、平肝	偏热	
		外劳宫、二人上马、清补脾	偏寒	
		清补大肠、清补脾	阿米巴痢疾	
	噤口痢	板门、清胃、天河水、清补脾、清补大肠	主穴	
脘腹痛	寒性腹痛	一窝风、外劳宫、板门、八卦	主穴	
	热性腹痛	平肝、清胃、天河水、板门	主穴	
	食积腹痛	平肝、清胃、清脾、八卦、板门、清大肠	主穴	
	气郁腹痛	平肝、运八卦、四横纹、板门	主穴	
	瘀血腹痛	四横纹、外劳宫、板门、天河水	主穴	
	蛔虫痛	第一次：外劳宫、平肝；第二次：外劳宫、清胃、清大肠	主穴	

辨 证		取 穴	备 注	
脘腹痛	虚寒腹痛	外劳宫、清补脾、板门、四横纹	主穴	
	肠套叠腹痛	外劳宫(重用)、清脾、清胃、清大肠、四横纹	主穴	
		清补脾	善后	加穴
便秘	虚寒便秘	外劳宫、清补脾、运水入土、二人上马、清补大肠	主穴	
	实热便秘	平肝、清胃、天河水、运水入土、四横纹、清大肠	主穴	
惊风	急惊风	平肝、六腑、清肺、天河水	清热	主穴
		运八卦、五指节、大四横纹	祛风痰	
		下捣小天心、阳池、五指节	镇惊息风,治疗角弓反张	
	慢惊风	平肝、清补脾、运八卦、五指节、二人上马	主穴	
		外劳宫	腹痛	加穴
		清补大肠	腹泻	
		清肺、天河水		
惊风后遗症	余热不清	平肝、清肺、天河水	主穴	
	痰多	运八卦、大四横纹	主穴	
	余风未尽	平肝、阳池		
	下肢失灵	二人上马、清补脾	主穴	
		仍不温加外劳宫、三关		加穴
	目睛不正	向相反方向捣小天心	左斜右捣,右斜左捣,上翻下捣,下视上捣,此为主穴,得正即止	

辨　证		取　穴	备　注	
惊风后遗症	音　哑	天河水、清肺	主穴	
	耳　聋	平肝、补肾	主穴	
	四肢拘挛	平肝、清肺、天河水	风热尚盛用	对症分别取穴
		阳池、下捣小天心	醒镇清窍用	
		平肝、清补脾、补肾	舒筋益脾肾用	
		四横纹、五指节	调和气血	
		二人上马	补益肾中水火收功	
	余邪成痫	取穴见 163 页		
惊风变证	惊风前仆	上捣小天心、二人上马、阳池、掐左右合谷	一百遍为一次 各一百遍 各一百遍	以为次序 上一治疗程
	洗浴受惊	平肝、阳池、掐五指节	主穴	
	胎　风	平肝、阳池、清肺、天河水、五指节	主穴	
	痫　症 惊　痫	平肝、四横纹、五指节、下捣小天心、有热加六腑	主穴	加穴
夜　啼	脾　寒	外劳宫、补脾、五指节	主穴	
	心　热	平肝、清胃、天河水、五指节	主穴	
	惊　恐	平肝、清补脾、清补心、天河水、五指节	主穴	
小儿阴疸		外劳宫	主穴	
		平肝清肺	引邪透发	
		天河水	转阳后有热	

辨 证	取 穴	备 注	
砂淋、石淋（膀胱郁火）	二人上马、平肝、清小肠	主穴	
先天不足、 老年肾虚	二人上马独穴多揉	主穴	
胆炎（胆囊炎）	二人上马、清胃、 清补脾、平肝	主穴	
脑 病	补肾、二人上马、阳池	主穴	
热病成哑	二人上马、阳池、 平肝、下捣小天心	主穴	
寒热错杂	大四横纹独穴	主穴	
肝 病	平肝	主穴	
喉 痛	卡拿合谷	主穴	
虚火牙痛	二人上马、补肾	主穴	
自汗、盗汗	三关	主穴	
	天河水	有虚热用	加穴
牙龈出血	清补脾、清胃、 平肝、二人上马	虚热主穴	
劳 伤	二人上马、补肾		
小儿虚弱	二人上马、外劳宫、平肝、补脾	主穴	
	清补脾	仅不思饮食	
口 疮	清胃、天河水	主穴	
脑积水	二人上马、阳池、下捣小天心	主穴	
上火下寒	外劳宫（祛下寒） 六腑（清上火）	寒暖穴并用，各有专主， 不相矛盾